D0800833

LE PROCESSUS BUDGÉTAIRE AU QUÉBEC

PRESSES DE L'UNIVERSITÉ DU QUÉBEC
2875, boul. Laurier, Sainte-Foy (Québec) G1V 2M3
Téléphone : (418) 657-4399 • Télécopieur : (418) 657-2096
Courriel : secretariat@puq.uquebec.ca
Catalogue sur Internet : www.puq.uquebec.ca

Distribution :

CANADA et autres pays

DISTRIBUTION DE LIVRES UNIVERS S.E.N.C.
845, rue Marie-Victorin, Saint-Nicolas (Québec)
G7A 3S8
Téléphone : (418) 831-7474 / 1-800-859-7474
Télécopieur : (418) 831-4021

FRANCE

LIBRAIRIE DU QUÉBEC À PARIS
30, rue Gay-Lussac, 75005 Paris, France
Téléphone : 33 1 43 54 49 02
Télécopieur : 33 1 43 54 39 15

SUISSE

GM DIFFUSION SA
Rue d'Etraz 2, CH-1027 Lonay, Suisse
Téléphone : 021 803 26 26
Télécopieur : 021 803 26 29

Guy Lachapelle
Luc Bernier
Pierre P. Tremblay

LE PROCESSUS BUDGÉTAIRE AU QUÉBEC

Préface de
BERNARD LANDRY
Vice-premier ministre
et ministre d'État à l'Économie et aux Finances

1999

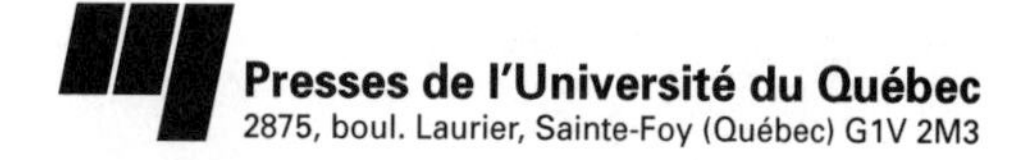

Presses de l'Université du Québec
2875, boul. Laurier, Sainte-Foy (Québec) G1V 2M3

Données de catalogage avant publication (Canada)

Vedette principale au titre :

Le processus budgétaire au Québec

Textes présentés lors d'un colloque tenu en novembre 1998.
Comprend des réf. bibliogr.

ISBN 2-7605-1049-2

1. Processus budgétaire - Québec (Province) - Congrès. 2. Québec (Province) - Crédits budgétaires et dépenses - Congrès. 3. Rationalisation des choix budgétaires - Québec (Province) - Congrès. 4. Finances publiques - Québec (Province) - Congrès. 5. Politique fiscale - Québec (Province) - Congrès. I. Lachapelle, Guy, 1955- . II. Bernier, Luc, 1959- . III. Tremblay, Pierre P., 1946- .

HJ2056.5.Q8P76 1999 352.4'8'09714 C99-941157-8

Canadä Nous reconnaissons l'aide financière du gouvernement du Canada par l'entremise du Programme d'aide au développement de l'industrie de l'édition (PADIÉ) pour nos activités d'édition.

Nous remercions le Conseil des arts du Canada de l'aide accordée à notre programme de publication.

Révision linguistique : GISLAINE BARRETTE

Mise en pages : INFO 1000 MOTS

Couverture : RICHARD HODGSON

1 2 3 4 5 6 7 8 9 PUQ 1999 9 8 7 6 5 4 3 2 **1**

Dépôt légal – 3e trimestre 1999
Bibliothèque nationale du Québec / Bibliothèque nationale du Canada
Imprimé au Canada

Préface

« Un budget réussi, pourvu qu'on sache le lire, c'est chaque année la photo la plus précise qu'on puisse tirer d'une société, avec tout son pain et tout son beurre ».

René Lévesque
(*Attendez que je me rappelle*)

Tout comme le Québec qui s'est prodigieusement transformé depuis quelques décennies, l'exercice démocratique d'approbation des budgets par l'Assemblée nationale a changé lui aussi et subi de profondes modifications.

Tous les pays cherchent la sanction démocratique formelle de la dépense publique suivant leur génie propre et les procédures utilisées sont très variées. Au Québec, notamment par influence historique britannique, on donne beaucoup d'importance et d'éclat depuis deux siècles et jusqu'à nos jours au discours sur le budget en tant qu'événement politique et parlementaire majeur : c'est le pivot de toute l'opération.

Mais pour le reste, le cheminement budgétaire a radicalement évolué avec le temps pour mieux refléter la progression de notre société et la complexité croissante de sa vie démocratique.

À l'époque où je faisais l'apprentissage de la vie politique dans les associations d'étudiants, il y a quatre décennies, les discours sur le budget étaient souvent sans éclat et avaient peu de choses en commun avec ceux d'aujourd'hui. Encore qu'en 1958-1959, le déficit ait tout de même été de zéro, ce fut par ailleurs la dernière fois jusqu'en 1998-1999. Pendant longtemps les discours sur le budget ont servi beaucoup plus à discréditer l'Opposition qu'à présenter des perspectives économiques, sociales ou culturelles du Québec. Il faut dire qu'à cette époque le budget de la voirie excédait encore celui de l'éducation… et qu'on se plaisait à dire que les élections se gagnent avec le premier et se perdent avec le second !

Avec la révolution tranquille les nouveaux commis de l'État ont investi, avec leurs sciences et méthodes, aussi bien le processus budgétaire que les autres domaines cruciaux de la gestion publique. Ce n'est qu'à cette époque qu'au ministère des Finances du Québec la langue de travail a cessé d'être l'anglais ! En même temps, on a remplacé les techniciens par des professionnels, les comptables par des économistes. Certains diront que cette substitution fut pour notre plus grand malheur, en matière de déficit notamment, puisque ne retenant qu'une partie du message de Lord Keynes, ils ont laissé le niveau de dettes s'accumuler à des hauteurs vertigineuses.

De toute manière les Jean Lesage, Raymond Garneau, Gérard D. Levesque, entre autres, et, de façon magistrale, Jacques Parizeau ont donné au discours sur le budget une dimension véritablement étatique et une vision dépassant le strict cadre des comptes publics. On a aussi vu le processus budgétaire devenir plus systématique par l'adoption en particulier de la Loi de l'administration financière. Les équipes de soutien étant plus nombreuses, mieux préparées et mieux organisées, les documents budgétaires ont acquis le volume, la densité et la dimension pédagogique et transparente qu'on leur connaît aujourd'hui. Cela est encore plus vrai depuis la grande réforme comptable du budget 1998-1999.

Bien entendu, ces budgets étaient conformes, dans la foulée de la révolution tranquille, à la conception qu'on se faisait alors de l'État-providence, que l'on croyait tout-puissant et doté de moyens infinis pour faire évoluer la société vers la terre promise socio-économique et réaliser le bonheur du peuple.

À l'ère de la mondialisation et de la fin des « trente glorieuses », l'État d'aujourd'hui n'a plus les mêmes moyens d'action. Avec le recul et considérant l'énorme endettement, on peut penser qu'il ne les avait pas tout à fait non plus à l'époque.

Ce qui a sans doute le plus changé et possiblement plus au Québec qu'ailleurs, c'est la relation de l'État avec la société civile quant à ses orientations socio-économiques et budgétaires. Ce n'est pas le moindre des bénéfices de la révolution tranquille que d'avoir créé une classe de citoyens nettement mieux éduqués et plus conscients de leur rôle et de leur responsabilité dans la conduite des affaires publiques. On ne peut plus aujourd'hui gérer les affaires de l'État comme si le seul pouvoir du citoyen consistait à s'exprimer par son vote une fois tous les quatre ans.

Cette espèce de prise de pouvoir de la part de la société civile n'est pas sans conséquence sur le processus budgétaire. Dès son arrivée au pouvoir, en 1976, René Lévesque donnait le départ d'une tradition de concertation, maintenant bien établie au Québec, en convoquant le premier sommet socio-économique à Pointe-au-Pic. Quelques années plus tard, il réunissait les mêmes partenaires pour discuter cette fois d'une question essentiellement budgétaire : comment s'adapter à la récession qui frappait à ce moment-là. En 1993, le gouvernement publiait *Vivre selon nos moyens* et convoquait la Commission du budget et de l'administration pour à peu près les mêmes motifs.

Ce genre de consultations fait maintenant partie de nos mœurs politiques. Si nous avons réussi à nous sortir du cercle vicieux de l'endettement, c'est parce que, tous ensemble au Sommet de Québec, puis unanimement à l'Assemblée nationale, en votant la loi pour nous y contraindre, nous avons choisi de faire les sacrifices nécessaires pour équilibrer nos comptes. Si nous avons réussi à redresser de façon significative la situation de l'emploi, c'est parce que nombre de groupes de travail se sont acharnés à trouver des solutions novatrices, aussi bien entre le Sommet de Québec et celui de Montréal, que pendant et dans les suites de ce dernier.

Au moment où j'écris ces lignes, une Commission parlementaire sur la réduction des impôts est en préparation. Comme on le voit, l'agenda se déplace du déficit vers la fiscalité mais le processus s'enracine toujours de plus en plus. C'est avec l'ensemble de la société que se tracent maintenant les grandes orientations en matière fiscale et budgétaire. On souhaite que cet exercice ait autant de succès que pour l'élimination du déficit.

On comprendra donc que, lorsque Guy Lachapelle m'a demandé de participer au colloque et d'écrire cette préface, j'ai accepté avec enthousiasme autant par plaisir que par devoir. D'abord pour lui témoigner personnellement l'estime que j'ai pour son œuvre d'intellectuel engagé et d'homme d'action. Je rédige aussi volontiers ce texte parce que les contributions auxquelles la rencontre a donné lieu sont extrêmement enrichissantes. Non seulement nous permettent-elles de mieux comprendre l'évolution d'un acte démocratique crucial mais elles jettent un éclairage précieux sur l'évolution des pratiques financières d'une société en plein redressement financier et qui est sur la bonne voie d'un assainissement aussi nécessaire que décisif.

Bernard Landry
Vice-premier ministre et
ministre d'État à l'Économie et aux Finances

Table des matières

Partie 2
L'élu, l'opinion publique, les acteurs sociaux et le processus budgétaire

Partie 3
Facteurs et déterminants : transferts, revenus autonomes et taille de l'État

Introduction

Guy Lachapelle,
Luc Bernier
et Pierre P. Tremblay

À la fin de novembre 1998, à quelques jours de l'élection québécoise, nous avons voulu réunir un certain nombre de spécialistes de l'administration publique afin de discuter d'un aspect particulier de la gestion gouvernementale: celui du processus budgétaire. Le moment nous semblait opportun puisque nous savions que le gouvernement du Québec était sur le point d'atteindre l'équilibre budgétaire. Le vice-premier ministre et ministre d'État de l'Économie et des Finances du Québec, Bernard Landry, avait tout au long de la campagne électorale, insisté sur l'importance de maintenir le cap du déficit zéro refusant d'envisager que, collectivement et si près du but, le gouvernement jette du lest et se lance de nouveau à la dépense. Le ministre nous a d'ailleurs confié ses appréhensions à cet égard lors du colloque. Toutefois, au moment où nous mettions les derniers points à cet ouvrage, Bernard Landry confirme dans son discours du budget 1999 l'atteinte du déficit zéro. Le moment était historique car, pour la première fois depuis 40 ans, une année financière au Québec se terminait sans déficit.

L'atteinte du déficit zéro, autant que tous les efforts consentis par les Québécois à cette tâche collective, soulevait de manière particulière des enjeux liés tant au rôle de l'État qu'à la gestion du secteur public ou aux choix budgétaires que les gouvernements devront faire au cours des années à venir. C'est donc à ce moment charnière de l'histoire financière du Québec que nous avons voulu nous interroger sur les facteurs qui influencent la politique budgétaire des gouvernements et plus particulièrement de celui du Québec. Le présent ouvrage est donc le résultat de cette réflexion sur les choix politiques et administratifs de nos gouvernements, autant d'un point de vue historique, organisationnel que strictement politique. Il nous semblait également important de conserver la dimension comparative de l'expérience québécoise afin de bien saisir la nature dynamique de la transformation de l'État québécois dans un contexte de compétitivité accrue des économies.

Dans la première partie de l'ouvrage, quatre textes lancent le débat sur la gestion publique des finances publiques. D'entrée de jeu, Luc Bernier et Guy Lachapelle soulignent que la transformation de l'État québécois depuis 1960 s'est accompagnée de changements sociaux profonds et que le passé ne fut pas aussi « tranquille » que certains voudraient le laisser croire. Le transfert de pouvoir et d'autorité de la société civile vers l'État a constitué à bien des égards l'essence même de la construction de ce qu'on a défini comme le « modèle québécois ». Les auteurs du texte précisent que la nature du changement observé depuis quatre décennies est autant de nature quantitative que qualitative. James Iain Gow tire pour sa part quelques leçons de l'histoire administrative du Québec afin de mieux apprécier l'évolution récente des processus de gestion des finances publiques. Selon lui, il y a eu clarification utile des rôles du Vérificateur général, du Conseil du trésor et du Contrôleur des finances. Les prévisions budgétaires sont également plus réalistes aujourd'hui qu'autrefois. Par contre, le fait de ne pas distinguer les dépenses ordinaires des investissements ainsi que la pratique de ne pas tenir compte de la valeur des biens immeubles de l'État gonflent l'impression du déficit et de l'endettement du Québec. Il reste aussi des doutes sur la qualité des informations fournies aux parlementaires et sur le recours aux fonds spéciaux.

Dans un même ordre d'idées, Raymond Garneau nous rappelle d'ailleurs comment l'introduction du PPBS (*Planning, Programming and Budgeting System*) au début des années soixante-dix a révolutionné la façon de faire des ministères et du gouvernement du Québec. Il poursuit en insistant sur l'obligation désormais faite aux gouvernements de revoir de manière continue leurs modes et leurs pratiques de gestion des finances publiques. L'assainissement des finances publiques et l'impasse budgétaire ont démontré certaines lacunes du cadre comptable. Une autre spécialiste de ces questions, Lucie Rouillard, démontre que tous les efforts faits par le gouvernement du Québec au cours des dernières années s'inscrivent dans un effort de modernisation du processus budgétaire. Les changements ont dépassé le simple renouvellement du cadre budgétaire. En fait, on voit poindre une nouvelle philosophie qui se traduit par le passage d'un approche microbudgétaire à une approche macrobudgétaire. L'approche québécoise n'est pas différente de celle choisie par l'ensemble des pays industrialisés. Cette transformation radicale ne s'est pas produite sans heurt et les difficultés rencontrées au cours des grandes étapes de modernisation du processus ont pu laisser croire que les deux perspectives microbudgétaire et macrobudgétaire étaient irréconciliables et même contradictoires à plusieurs égards. Le gouvernement actuel est rendu à une étape décisive de sa réforme budgétaire, laquelle doit être poursuivie en assurant un meilleur arrimage entre, d'une part, les objectifs de la politique budgétaire et, d'autre part, les mécanismes microbudgétaires qui sont garants de la flexibilité, de la créativité et de la motivation nécessaires pour la réussite de ce grand projet.

La seconde partie de l'ouvrage contient trois textes qui traitent de la relation entre les attentes des citoyens et les choix budgétaires des gouvernements. Partant du constat que le processus budgétaire est souvent vu comme étant un exercice en vase clos, il s'ensuit un débat sur la nature démocratique de la gestion publique. Un budget est-il une grand messe à laquelle ne sont conviés que quelques gourous des finances ou le résultat de pressions politiques et économiques ? Le gouvernement est-il à l'écoute de l'opinion publique ? Pierre P. Tremblay et Christine Bout de l'An ont voulu répondre à ces questions en examinant, dans la perspective de la souveraineté parlementaire, le rôle véritable des élus. Ils démontrent que ce débat n'est pas récent et insistent d'ailleurs sur l'importance de rendre les parlementaires davantage responsables. L'efficacité du contrôle parlementaire, surtout dans un système politique de type britannique, demeure faible d'un point de vue comptable en partie à cause de la discipline de parti. Quant à la représentation des citoyens dans le processus, elle est également limitée par les règles parlementaires liées aux modes de consultation.

Guy Lachapelle se demande si l'opinion publique a une influence réelle sur les résultats. Historiquement, l'imposition des contribuables a toujours constitué pour les souverains un moment de fortes contestations, et même de révolutions. L'auteur démontre d'ailleurs que les gouvernements sont fort attentifs à l'opinion publique. Il y a convergence entre les demandes des citoyens et l'action des gouvernements. L'analyse remet en cause la vision strictement élitiste de la gouverne politique et du processus budgétaire. Guy Lachapelle note cependant l'émergence d'un nouveau mode de décision et de gouvernance où la relation citoyen-État demeure au centre de la problématique. Si la rédaction d'un budget constitue un exercice technique, il n'en demeure pas moins que les enjeux politiques et sociaux sont au cœur de ce processus. Les milieux financiers sont autant des « gardiens » de l'intégrité gouvernementale que les citoyens. Quant à Pierre Paquette, il affirme que le processus budgétaire québécois est inadéquat, parce qu'il n'amènent pas les citoyens à s'investir de responsabilités qui sont les leurs, et ce en s'appuyant sur des valeurs communes. Il propose, à l'instar de l'État norvégien, la mise sur pied d'une « commission de contact » réunissant les économistes de divers groupes d'intérêts (syndicats, employeurs, agriculteurs) dont la collaboration avec le gouvernement se ferait au moyen d'une lecture de la situation économique. Une fois le diagnostic établi, tous pourraient travailler de concert à l'élaboration de politiques budgétaires dont l'objectif premier serait de mettre fin à l'exclusion sociale.

Dans la dernière section de l'ouvrage, la question des contraintes comptables et des déterminants budgétaires est abordée sous divers angles. Claude Beauregard affirme que les transferts financiers ont une incidence sur le comportement budgétaire des gouvernements. Ceci est d'autant plus important que les ressources financières se font rares. L'évolution des transferts fédéraux-provinciaux, et plus particulièrement des transferts en matière de santé et de programmes sociaux, met en évidence la dépendance financière des gouvernements provinciaux à l'égard du fédéral. Une réforme s'impose. Elle devra conduire à des transferts aux provinces qui soient permanents afin de permettre à ces dernières de s'acquitter de leurs responsabilités.

Renaud Lachance et François Vaillancourt se sont fixé comme objectif d'exposer quelques aspects de la fiscalité québécoise et d'identifier les facteurs qui en expliquent l'évolution. Ils nous présentent d'abord ce qu'ils appellent la « chaîne fiscale », qui lie l'assiette d'imposition à l'assiette imposable et aux recettes fiscales. Ils examinent ainsi l'évolution des quatre principales assiettes fiscales et des impôts associés, soit l'impôt sur le revenu personnel, la taxe sur la masse salariale, l'impôt des sociétés et la taxe sur les biens et services. Ils constatent que c'est l'imposition de la masse salariale qui s'est le plus accrue depuis 1970, alors que les taxes sur la consommation ont diminué. Ils relèvent par la suite trois facteurs influençant l'évolution de la fiscalité québécoise : les aspects politiques de la mesure fiscale, le pragmatisme dans son application et l'idéologie du ministre des Finances. Les aspects politiques mènent à un désir plus grand d'autonomie fiscale, les aspects pragmatiques à une harmonisation des assiettes imposables et des taux aux niveaux canadien et nord-américain et les aspects idéologiques à certains choix redistributifs et interventionnistes.

Finalement, Louis M. Imbeau, François Pétry et Jean Crête nous présentent une analyse comparative des déterminants des extrants macrobudgétaires dans les provinces canadiennes. Les résultats démontrent que les principales explications de la croissance ou de la décroissance des dépenses provinciales sont les transferts fédéraux, le niveau d'urbanisation, la main-d'œuvre féminine, la complexité fiscale, l'année d'élection et le poids électoral des fonctionnaires. Par ailleurs et contrairement à leur hypothèse, leurs résultats suggèrent que la force des partis de droite est corrélée positivement avec la taille des gouvernements provinciaux, un phénomène particulier aux provinces canadiennes mais qui demeure plus difficilement vérifiable au niveau fédéral.

En bref, cet ouvrage est donc le résultat d'un effort concerté visant à offrir à ceux qui s'intéressent à la gouverne politique et administrative un portrait assez complet des contraintes qui façonnent les choix budgétaires. Nous espérons vivement que cet ouvrage saura stimuler nos étudiants et étudiantes et susciter chez eux ainsi que chez le grand public une réflexion plus générale sur le rôle de l'État et de nos élus. Nous tenons à remercier tous nos collègues qui ont accepté de participer à cette réflexion. Nous voulons remercier plus particulièrement le ministre des Finances du Québec. Un clin d'œil aussi à Daniel Latouche, président de la Société québécoise de science politique, pour son amicale collaboration à diverses étapes de ce projet. Un merci aussi à l'École nationale d'administration publique, au programme de maîtrise en administration publique et en analyse des politiques de l'Université Concordia et au Département de science politique de l'Université du Québec à Montréal. Finalement, nos sincères remerciements à Élaine Dupré qui a pris en charge l'organisation du colloque.

PARTIE 1

DYNAMIQUE HISTORIQUE ET RÉFORMES BUDGÉTAIRES

CHAPITRE 1

Budgets et changements sociaux

La Révolution tranquille a vraiment eu lieu[1] !

LUC BERNIER ET GUY LACHAPELLE

Un budget réussi, pourvu qu'on sache le lire, c'est chaque année la photo la plus précise qu'on puisse tirer d'une société, avec tout son pain et tout son beurre[2].

Dans son discours du budget 1999-2000, le ministre des Finances du Québec était fier d'annoncer un premier budget équilibré depuis celui de 1958-1959. L'histoire nous rappelle que Maurice Duplessis, alors au pouvoir, était résolu à ne pas avoir de déficit afin de ne pas répéter la mauvaise expérience vécue avec les institutions financières lors de son premier mandat entre 1936 et 1939. En 1959-1960, à l'époque de sa mort et du célèbre « Désormais » de son successeur Paul Sauvé, le déficit incluant les immobilisations n'est que de 303 147 $, trop peu pour apparaître au tableau 1 qui présente l'évolution des revenus et dépenses depuis. Si, au fil des ans, il est arrivé que les revenus aient dépassé les dépenses de fonctionnement, le gouvernement du Québec a maintenu un bilan déficitaire jusqu'à cette année. Quel enseignement

1. Une version préliminaire de ce texte a été rédigée à partir des données recueillies par Claude Désaulniers, alors assistant de recherche à l'ÉNAP. Nous le remercions de sa collaboration.

2. René Lévesque, *Attendez que je me rappelle...*, Montréal, Québec/Amérique, 1988, p. 42.

doit-on en retenir ? Aurait-on dû adopter une approche plus prudente comme les gouvernements CCF ou NPD en Saskatchewan dont la crédibilité dépendait de leur rigueur financière ? Aurait-on dû, comme en Alberta, imposer des compressions budgétaires radicales ? Était-il possible de réviser les programmes gouvernementaux comme l'a fait le gouvernement fédéral au milieu de cette décennie ? De 1959 à 1999, l'État québécois, financé par ces déficits, a connu une croissance phénoménale, suivie d'une période de relative décroissance rendue nécessaire par l'accumulation de ces mêmes déficits. Si l'on y réfléchit bien, peut-on dire que la Révolution tranquille vaut ce qu'elle a coûté ?

Certains assimilent la Révolution tranquille à un banal et paisible effort de modernisation. Le Québec se serait tout simplement mis à l'heure de la modernité avec un peu de retard sur l'Ontario ou les États-Unis. Selon ce point de vue, les changements ont été modestes. Pour Gingras et Nevitte[3], par exemple, la sécularisation du Québec, un des attributs primordiaux de la Révolution tranquille, n'a jamais été vraiment achevée. Selon eux, en 1976, la force et la présence des valeurs religieuses influençaient toujours les attitudes en matière de nationalisme. Il s'agit d'un rattrapage raté, ont renchéri Caldwell et Czarnocki[4]. Selon ces derniers, l'industrialisation du Québec, qui suivait celle de l'Ontario jusqu'en 1960, a pris beaucoup de retard par la suite. Les auteurs concluent que la modernisation à l'extrême a compromis l'industrialisation susceptible de financer une vague de progrès social ultérieur. Pour Gagnon et Montcalm[5], la Révolution tranquille n'a pas réussi à enrayer la marginalisation économique du Québec. Ainsi, les changements économiques ont laissé le Québec en périphérie et celui-ci est entraîné dans le déclin du Nord-Est américain.

Certaines interprétations de l'histoire du Québec veulent qu'il y ait un avant et un après 1960 comme il y a un avant et un après 1760. Ceux qui ont attendu impatiemment la fin du régime Duplessis tout au long des années 1950 ont senti, dans les réformes de la Révolution tranquille, souffler un vent de renouveau. Ces personnes signalent la transformation du nationalisme québécois, la chute du taux de natalité et les événements importants comme la nationalisation de l'hydroélectricité ou, encore, la création des délégations à l'étranger. Les statistiques accumulées par Langlois[6] et son équipe tendent

3. François-Pierre Gingras et Neil Nevitte, « La Révolution en plan et le paradigme en cause », *Revue canadienne de science politique*, vol. 16, 1983, p. 691-716.

4. Gary Caldwell et B. Dan Czarnocki, « Un rattrapage raté : le changement social dans le Québec d'après-guerre, 1950-1974 : une comparaison Québec-Ontario », *Recherches sociographiques, 18*, 1977, p. 9-58.

5. Alain G. Gagnon et Mary Beth Montcalm, *Québec : Beyond the Quiet Revolution*, Toronto, Nelson, 1990.

6. Voir Simon Langlois, *La Société québécoise en tendances*, Québec, Institut québécois de recherche sur la culture, 1990.

à confirmer la thèse du changement sur laquelle nous reviendrons un peu plus loin dans ce chapitre. Il n'y a guère de sociétés où les transformations sociales se sont faites dans une sérénité sociale et politique. Comme il a déjà été dit ailleurs, tout ce changement ne s'explique pas seulement par la transformation de l'État ; mais, sans elle, il n'aurait pas été possible[7].

D'épiques discussions ont également lieu sur les dates concernant la Révolution tranquille : se termine-t-elle avec l'élection de Daniel Johnson en 1966, l'accès au pouvoir de Robert Bourassa en 1970 ou en 1985, le référendum de 1980 ou la récession de 1982[8] ? La campagne électorale de 1998 a d'ailleurs débuté sur la nécessité de dépasser la Révolution tranquille. Certains ont soutenu que le gouvernement de Duplessis ne fut pas si épouvantable qu'ont voulu nous le faire croire les artisans ou les promoteurs de la Révolution tranquille[9]. En outre, une question hypothétique revient souvent : si Paul Sauvé n'était pas mort après cent jours au pouvoir, aurait-il fait la Révolution tranquille ? Somme toute, les conclusions auxquelles on peut parvenir ne nous semblent guère solides et le débat demeure[10].

Dans ce chapitre, nous voulons démontrer que l'évolution des budgets correspond à des changements sociaux importants. Les processus budgétaires traités dans les autres chapitres de ce livre ne s'élaborent pas sans conséquence pour leurs environnements étatique et social. La croissance de l'État québécois n'explique pas tous les changements observés au cours de la période, mais cela n'en fait pas pour autant une variable explicative à négliger. L'étude des budgets représente une façon d'analyser les transformations qu'a connues la société québécoise depuis 1960. Ce texte, à caractère plus historique que la suite du livre, vise justement à pousser cette analyse et à proposer des pistes de réflexion.

1. RÉVOLUTION TRANQUILLE ET CROISSANCE BUDGÉTAIRE

Dans une étude fréquemment citée, Daniel Latouche[11], en se basant sur des séries chronologiques de 1945 à 1970 portant sur les données budgétaires, concluait que les grandes réformes de la Révolution tranquille ne faisaient

7. Pour un développement plus long sur ce thème, voir le chapitre dans Guy Lachapelle, Gérald Bernier, Daniel Salée et Luc Bernier, *The Quebec Democracy*, Toronto, McGraw-Hill Ryerson, 1993.

8. *Id.*

9. Gilles Bourque et Jules Duchastel, *Restons traditionnels et progressifs*, Montréal, Boréal, 1988.

10. Daniel Salée, « Reposer la question du Québec ? Notes critiques sur l'imagination sociologique », *Revue québécoise de science politique, 18*, 1990, p. 83-103.

11. Daniel Latouche, « La Vraie Nature de la Révolution tranquille », *Revue canadienne de science politique*, 7, 1974, p. 525-536.

que suivre les orientations déjà décidées sous le régime duplessiste. Dans les diverses éditions du livre de référence le plus cité sur le Québec depuis 20 ans, Kenneth McRoberts a affirmé que Latouche avait manqué l'essentiel de la transformation de l'État qui fut de nature qualitative[12]. Nous pourrions rétorquer qu'un changement qualitatif important est mesurable quantitativement. À l'heure où le gouvernement revient à l'équilibre budgétaire, il est intéressant de s'interroger sur l'effet des politiques budgétaires précédentes. Dans son article de 1974, Latouche cherchait à mesurer si, en intervenant de façon massive dans des secteurs jusque-là ignorés (éducation, santé et développement économique), l'État québécois aurait fait le jeu de la nouvelle petite bourgeoisie en lui fournissant les appareils d'État qui lui permettraient de consolider sa position dominante au sein de la société québécoise. C'est essentiellement la thèse développée par Hubert Guindon au fil des ans[13]. Latouche concentre son analyse sur la variable dépendante : « Y a-t-il eu ou non (dans la mesure où nous pouvons le mesurer par les dépenses publiques) une redéfinition de l'ampleur du rôle de l'État québécois au cours de la période 1960-1965 ? » C'est cette transformation quantitative du rôle de l'État québécois que nous désirons ré-étudier en reprenant ses quatre hypothèses qui étaient les suivantes :

1. La Révolution tranquille a été surtout caractérisée par l'apparition de nouvelles fonctions étatiques, apparition qui s'est soldée par un *accroissement considérable des capacités financières* de l'État québécois.
2. Cet accroissement des capacités d'interventions a entraîné une *intensification du rôle de l'État* (par rapport aux agents privés dans l'activité économique).
3. Parallèlement a eu lieu une *redéfinition des priorités* de l'État québécois dans l'utilisation de ses capacités accrues.
4. La *stagnation* de cette Révolution tranquille a commencé à se manifester à partir de 1965.

Dans l'interprétation des résultats qui suit, les bémols posés par Latouche sont pertinents aujourd'hui encore. Les transformations budgétaires s'opèrent sur des périodes relativement longues et les budgets annuels sont fortement inspirés des choix budgétaires des années précédentes[14]. Cependant, un gouvernement peut infléchir ces choix sur des périodes de

12. Kenneth McRoberts, *Québec : Social Change and Political Crisis*, 3e édition, Toronto, McClelland and Stewart, 1988. Ce livre a été réédité avec un postscriptum mais les chapitres sur la Révolution tranquille n'ont subi aucun changement.
13. Voir Salée, 1990, *op. cit.*
14. Aaron Wildavsky, *The Politics of the Budgetary Process*, 4e édition, Boston, Little, Brown, 1984.

quelques années. Dans le cas qui nous intéresse, il ne fut guère possible au gouvernement libéral en 1961 ou en 1962 de modifier immédiatement le cours des dépenses publiques tel qu'il avait été tracé pendant l'ère duplessiste. Par contre, les choix posés par le gouvernement pendant ces premières années de la Révolution tranquille conditionnaient à leur tour les choix offerts au gouvernement de l'Union nationale après 1966 et rendaient difficile, voire impossible, un retour en arrière. Ne serait-ce que sur ce point, l'examen sur une longue période des choix budgétaires est inévitable pour bien comprendre la dynamique de l'évolution des dépenses publiques.

Signalons d'abord que, dans le système fédéral canadien, les dépenses du gouvernement du Québec ne constituent qu'une partie des dépenses gouvernementales dans des secteurs aussi importants que la santé ou l'éducation parce que le gouvernement fédéral y est présent. Plusieurs programmes résultent d'accords intervenus entre les gouvernements provinciaux et le gouvernement fédéral. Cela signifie que les dépenses ne révèlent pas uniquement les seuls choix du gouvernement québécois. Comme il existe des chevauchements importants entre les programmes fédéraux et provinciaux, il est possible que les nouveaux programmes cherchent à boucher les trous entre les programmes déjà existants, qu'ils soient fédéraux ou provinciaux, et ne reflètent pas les orientations gouvernementales. Ainsi, une étude récente indique que « les programmes fédéraux en chevauchement représentent 65 % des dépenses (à l'exception de la dette publique et de l'assurance-chômage), soit 62,7 milliards de dollars, et 45 % du personnel, soit 194 000 employés à temps plein pour 1991-92[15] ». De même, la répartition du pouvoir de taxation entre les deux gouvernements limite la capacité des provinces de dépenser comme bon leur semble.

Le tableau 1 indique clairement la progression fulgurante des dépenses de l'État québécois après 1960. En dollars courants, de 1960 à 1999, les revenus et les dépenses ont été multipliés par 76. Pour reprendre la première hypothèse de Latouche, la capacité d'agir de l'État s'est grandement accrue. Duplessis avait pris sept ans, de 1945 à 1952, pour doubler son budget total alors que, dès 1965, le gouvernement Lesage a plus que doublé son premier budget, celui de 1961.

Comme l'illustre le graphique, alors que, de 1945 à 1960, les dépenses en dollars constants de 1981 sont multipliées par 4,5, pour la période 1960-1980 elles le sont par 7,6. De toutes les périodes, c'est entre 1961 et 1965 que l'augmentation des dépenses fut la plus marquée. Cette croissance, bien que moindre, n'est pas négligeable jusqu'en 1976 et ne devient très faible qu'après 1980. Pendant cette décennie, les augmentations de dépenses sont non significatives en dollars constants. Notons qu'il n'y a pas eu de diminution

15. Germain Julien et Marcel Proulx, « Le chevauchement des programmes fédéraux et provinciaux : un bilan », *Administration publique du Canada, 35*, 1992, p. 404.

des dépenses en dollars constants entre 1953 et 1985. Par ailleurs, il est notoire que la période de la Révolution tranquille en fut une d'expansion accélérée des dépenses gouvernementales. De plus, l'importance de l'État dans le produit intérieur brut ne cesse de croître de 1945 à 1990 ; cette augmentation est toutefois pratiquement nulle durant les années 1980. C'est entre 1960 et 1980 que la poussée fut la plus forte. Comme le signalait Latouche dans sa conclusion, « la Révolution tranquille fut marquée par un accroissement considérable des capacités potentielles de l'État québécois et par une présence accrue de l'État québécois dans le système économique[16] ».

TABLEAU 1 **Revenus et dépenses du gouvernement du Québec 1959-1960 – 1999-2000**
(en millions de dollars)

	Revenus totaux	Dépenses totales	Déficit des opérations budgétaires
1959-1960	598	598	0
1960-1961	637	746	109
1961-1962	754	844	90
1962-1963	851	957	105
1963-1964	941	1 001	60
1964-1965	1 228	1 438	210
1965-1966	1 602	1 861	259
1966-1967	1 900	2 120	220
1967-1968	2 315	2 500	185
1968-1969	2 662	2 770	108
1969-1970	3 004	3 235	279
1970-1971	3 654	3 659	6
1971-1972	3 908	4 257	349
1972-1973	4 377	4 699	323
1973-1974	5 033	5 291	257
1974-1975	6 474	6 761	287
1975-1976	7 918	8 791	873
1976-1977	9 217	10 208	991
1977-1978	10 743	11 503	760
1978-1979	11 928	13 403	1 475
1979-1980	13 307	15 123	1 817
1980-1981	14 719	17 597	2 877

16. D. Latouche, *op. cit.*, p. 532.

TABLEAU 1 **Revenus et dépenses du gouvernement du Québec** (*suite*) **1959-1960 – 1999-2000** (en millions de dollars)

	Revenus totaux	Dépenses totales	Déficit des opérations budgétaires
1981-1982	17 472	20 360	2 888
1982-1983	19 210	22 259	3 049
1983-1984	21 411	24 524	3 113
1984-1985	22 310	25 543	3 233
1985-1986	24 081	27 222	3 141
1986-1987	25 646	28 465	2 819
1987-1988	28 364	30 738	2 374
1988-1989	29 965	31 578	1 613
1989-1990	31 074	32 733	1 659
1990-1991	33 024	35 849	2 825
1991-1992	34 471	38 662	4 191
1992-1993	35 445	40 377	4 932
1993-1994	36 064	40 958	4 894
1994-1995	36 437	42 147	5 710
1995-1996	38 254	42 220	3 966
1996-1997	37 321	40 538	3 217
1997-1998	41 739	43 916	2 177
1998-1999	45 663	45 663	0
1999-2000	45 192	45 192	0

Note : Dans la première colonne apparaît l'année de publication. Tous les chiffres sont arrondis, et les dépenses d'immobilisations sont incluses ainsi que les dépenses extraordinaires.
Les chiffres pour 1997-1998, 1998-1999 et 1999-2000 sont tirés du *Discours du budget* 1999-2000. Ce sont les chiffres réels dans le premier cas, les chiffres préliminaires, dans le deuxième et les prévisions, dans le dernier.

Source : Province de Québec, *Comptes publics*.

Assiste-t-on après 1965 à un esoufflement de la Révolution tranquille ? Les données révèlent que, si le rythme d'augmentation des dépenses fléchit quelque peu après 1965, pour la période 1960-1980 les chiffres ont presque doublé par rapport à la période 1945-1960, et ce, autant en dollars courants qu'en dollars constants. Ce n'est pas la moyenne de la croissance annuelle qui est véritablement différente, c'est plutôt l'effet cumulatif qui l'est.

Si l'on se base sur les statistiques de la main-d'œuvre employée dans le secteur public, on constate que cette période est fertile en création d'emplois

Dépenses totales (dollar de 1981)

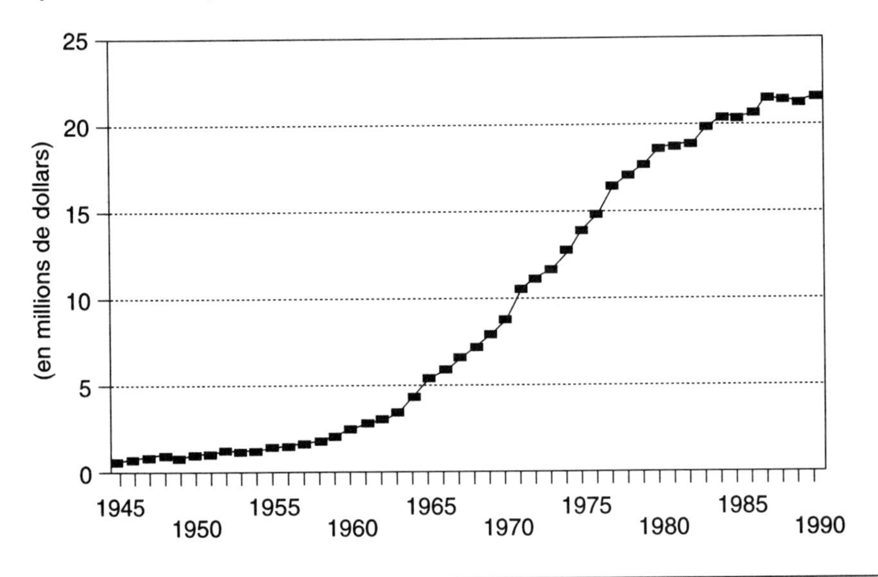

dans l'ensemble du gouvernement et des réseaux[17]. Des données comparables ne sont pas disponibles sur de longues périodes. Simon Langlois, en se servant des chiffres de Statistique Canada, a évalué que de 1961 à 1987 le nombre de fonctionnaires a augmenté de façon relativement constante au Québec[18]. En proportion de la population, le nombre de fonctionnaires augmente jusqu'en 1977. De 1978 à 1987, on observe une certaine stagnation, le sommet ayant été atteint en 1984. Le nombre de fonctionnaires n'a que faiblement varié de 1986 à 1997, passant de 64 376 à 63 944 avec un maximum

17. Voir le chapitre de James Iain Gow, « La gestion des ressources humaines dans une période de compressions budgétaires : la fonction publique du Québec, de 1981 à 1991 », dans James Iain Gow et et Robert Bernier (dir.), *Un État réduit ?*, Sainte-Foy, Presses de l'Université du Québec, 1994, p. 75-101. Les données de Statistique Canada ne concordent pas suffisamment avec celles du gouvernement du Québec pour connaître le nombre exact de fonctionnaires au Québec. L'écart pour les administrations centrales est d'environ 20 000 employés sur de nombreuses années.

18. Les chiffres obtenus par Simon Langlois diffèrent des chiffres tirés des recueils de Statistique Canada. Nous les reproduisons tout de même ici parce qu'ils témoignent d'une autre facette de la même réalité. Langlois inclut le personnel d'Hydro-Québec et de la Société des alcools du Québec, personnel non comptabilisé par Latouche.

de 71 555 en 1993[19]. Par la suite, et plus particulièrement au cours des dernières années, cet effectif a été grandement réduit. Quelque 35 000 employés ont en effet quitté les rangs de la fonction publique et des réseaux sur un total avoisinant les 400 000 employés. Cette période correspond également à la croissance du nombre d'organismes où travaillent les employés de l'État. Comme le tableau 2 l'illustre, alors que seulement 18 organismes gouvernementaux ont été créés avant 1960, ils sont 153 en tout en 1988. En 1997, lorsque les travaux du groupe sur la réorganisation de ces organismes ont démarré, on dénombrait 207 organismes autonomes[20].

TABLEAU 2 **Création d'organismes gouvernementaux**

1867-1935	5
1936-1939	1
1940-1944	4
1945-1959	8
1960-1965	12
1966-1969	22
1970-1976	32
1977-1981	32
1982-1985	32
1986-1988	5
Total	153

Source : *Le Québec statistique*, 1989.

En 1965, on assiste à un foisonnement de nouveaux organismes publics, exception faite des ministères. À notre avis, c'est un indice que la Révolution tranquille s'accélère après 1965. D'ailleurs, le nombre d'organismes créés par les différents gouvernements augmente avec 1966. Cela peut s'expliquer par le temps que nécessitent les créations d'organismes. Les données du tableau 2

19. Chiffres tirés de Gouvernement du Québec, Conseil du trésor, « L'effectif de la fonction publique du Québec », données recueillies en mars de chaque année. Il s'agit de l'effectif assujetti à la *Loi sur la fonction publique du Québec*. De ce nombre, entre 10 000 et 13 000 personnes occupent des postes d'occasionnels. Pour la même période, les chiffres de Statistique Canada indiquent environ 80 000 fonctionnaires québécois.

20. Voir Gouvernement du Québec, ministère du Conseil exécutif, *Rapport sur la réorganisation des organismes gouvernementaux*, 1997. Ce rapport est aussi connu sous le nom de rapport Facal, du nom du président du groupe de travail.

démontrent également que toute transformation institutionnelle de grande ampleur exige du temps. La création d'organismes annonce un redéploiement de l'administration publique québécoise. Cette intervention devient plus pointue, plus précise, à mesure que les instruments administratifs pour mettre en œuvre des politiques publiques plus complexes deviennent disponibles. Non seulement les instruments administratifs deviennent disponibles, mais le nombre d'employés de l'État augmente nettement après 1960.

L'action de l'État québécois s'étend à toutes les sphères de la société, car tant sa capacité financière que sa capacité administrative ont grandement progressé. Cela nous amène à conclure, contrairement à Daniel Latouche, que la troisième hypothèse se trouve également confirmée. Un appareil administratif public plus grand étend donc son emprise sur la société en prenant en charge différents domaines où jamais le gouvernement duplessiste, pour l'un, ne se serait aventuré. Latouche utilise des données dans des secteurs d'activité qui existaient avant 1960, mais il en néglige un qui émarge avec la Révolution tranquille, à savoir les affaires internationales[21]. Sans être un secteur où l'État a beaucoup investi, il ne s'agit pas moins d'un domaine nouveau, d'une réorientation de l'activité étatique. Ajoutons aussi l'environnement parmi les nouveaux domaines d'intervention de l'État.

En outre, comme McRoberts l'a souligné, l'État a adopté un mode direct d'intervention. De plus, selon lui, l'essence de la modernisation, c'est le transfert de pouvoir et d'autorité de la société civile vers l'État[22]. Certes, déjà dans les années 1950, le gouvernement québécois intervenait financièrement dans le secteur de la santé, par l'entremise de divers organismes dont l'Église catholique. Mais il a fallu se rendre à l'évidence que les services de santé et sociaux privés étaient incapables de répondre seuls à la demande : il fallait l'intervention de l'État. De même, dans le domaine de l'éducation, le gouvernement détient le contrôle sur le contenu des programmes depuis la création du ministère. Dans ce domaine, l'évolution a été plus longue et la déconfessionalisation du système scolaire est un processus qui n'est pas encore terminé.

2. LES CHANGEMENTS SOCIAUX DEPUIS 1960

Le changement social qui a accompagné la transformation de l'État nous semble important. Nous utilisons ici quelques indicateurs parmi les centaines présentés dans *La société québécoise en tendances*[23]. Dans la « *priest-ridden province* » de jadis, le nombre d'ordinations de prêtres est passé de 117 en

---

21. Luc Bernier, *De Paris à Washington : la politique internationale du Québec*, Sainte-Foy, Presses de l'Université du Québec, 1996.

22. K. McRoberts, *op. cit.*, p. 194.

23. S. Langlois, *op. cit.*

1961 à 17 en 1987. De 1978 à 1987, le nombre de psychologues en pratique privée a, pour sa part, augmenté, passant de 179 à 680 par 100 000 habitants. Le taux de natalité qui était de 30 pour 1 000 dans les années 1950 a diminué jusqu'à environ 13 pour 1 000 dans les années 1980. Depuis la mise sur pied du régime d'assurance-maladie, le taux de mortalité infantile est tombé de 17,5 à 7,2 par 100 000 habitants. De 1961 à 1987, le taux de suicide par 100 000 habitants a bondi de 6,6 chez les hommes à 28,2. Le nombre de divorces a quintuplé de 1969 à 1976. Le pourcentage de femmes sur le marché du travail a augmenté d'environ 20 % des années 1970 aux années 1980. Alors qu'en 1961, 19,5 % des Québécois vivaient dans des logements sans bain ou douche, moins de 1 % sont dans cette situation après 1980. En 1961, c'est aussi le début de la télévision privée au Québec : 90,8 % des Québécois possèdent alors un téléviseur, 97,6 %, la radio et 84,3 % des foyers ont le téléphone. Au début des années 1980, ces taux dépassent 99 % dans les trois cas.

Ajoutons que le revenu par habitant en dollar constant (1981) est passé de 4 775 $ à 11 340 $ entre 1961 et 1981. De 1961 à 1987, le PIB a triplé et le pourcentage du revenu personnel consacré à l'épargne a plus que doublé. De 1966 à 1987, le nombre d'inscrits dans les universités québécoises a été multiplié par trois et celui dans les facultés d'administration, par 4,5. L'électricité, qui ne comptait que pour 18,7 % de la consommation d'énergie en 1962 au moment de la nationalisation d'Hydro-Québec, dépasse 40 % depuis le milieu des années 1980.

CONCLUSION

Il est possible de poursuivre l'analyse en utilisant des indicateurs différents. Ainsi, Gilbert et Moon proposent d'utiliser un index qui tient compte des dépenses fiscales indirectes, des différentiels de taxation et des besoins pour les programmes sociaux[24]. Delacroix et Ragin avancent, quant à eux, une mesure d'évaluation de la performance des États en situation de dépendance[25]. Ce genre de travaux doit être encouragé si nous voulons aller au-delà des simples discussions sur les dépenses comme telles. De même, des études comparées seraient fort utiles pour établir si la Révolution tranquille fut un phénomène unique, comme certains le soutiennent, ou un simple événement sans signification profonde. Les prochains chapitres de ce livre nous proposent d'ailleurs quelques pistes.

24. Neil Gilbert et Ailee Moon, « Analyzing Welfare Effort : An Appraisal of Comparative Methods », *Journal of Policy Analysis and Management*, *7*, 1988, p. 326-340.

25. Jacques Delacroix et Charles C. Ragin, « Structural Blockage : A Cross-national Study of Economic Dependency, State Efficacy, and Underdevelopment », *American Journal of Sociology*, *86*, 1981, p. 1311-1347.

La Révolution tranquille fut « la convergence de processus sociétaux en pleine transformation[26] ». La nature de l'intervention étatique a changé : elle est devenue plus directe, plus efficace et mieux coordonnée. Les fonctionnaires du gouvernement du Québec sont aussi bien formés que leurs collègues fédéraux, ce qui n'était pas le cas en 1960[27]. L'État québécois est parvenu à remplacer l'Église catholique dans les domaines de l'éducation et de la santé. En outre, il a réussi dans le domaine économique, par l'entremise des institutions issues de la Révolution tranquille, à mettre sur pied un capitalisme local relativement efficace.

Depuis 1960, la richesse collective au Québec a triplé en dollar courant et les dépenses de l'État se sont multipliées par 70 environ. Le taux de natalité, qui était le plus élevé en Occident avant 1960, est pratiquement le plus bas maintenant. Neuf morts sont attribuées à des raisons politiques pendant cette période, soit plus que pendant tout le siècle précédent en temps de paix. Certes, un transfert qualitatif des pouvoirs des institutions privées vers le secteur public a eu lieu, mais aussi un changement quantitatif appréciable. L'analyse des dépenses publiques de l'État québécois confirme que cette variable permet de saisir en bonne partie l'ampleur du phénomène que l'on a appelé « la Révolution tranquille ». Dans ses mémoires, comme nous l'avons cité en exergue, René Lévesque écrit que le discours du budget est l'indication la plus claire que l'on puisse avoir de ce que le gouvernement veut faire[28].

Dans un discours prononcé le 27 novembre 1998 au colloque sur le processus budgétaire, le ministre des Finances Bernard Landry déclarait que les impôts devront être diminués au Québec pour favoriser la croissance économique. Cette réduction des impôts, facilitée par le retour à l'équilibre budgétaire, devra s'accompagner d'une réduction des dépenses de l'État québécois. Notons, d'une part, que le progrès technologique permet de réaliser certaines économies de personnel et que, d'autre part, au fil des années 1990, les réductions de dépenses se sont trop souvent traduites par des coupures en pourcentage sans tenir compte des programmes ni des clientèles. En outre, certains domaines d'intervention de l'État devront maintenant être repensés. Est-il nécessaire que ce soit l'État qui assure la vente de l'alcool ? La régionalisation de divers services gouvernementaux est-elle nécessaire ? Le processus budgétaire doit désormais être intégré ou organisé en fonction de la planification stratégique du gouvernement pour que les efforts fournis depuis 40 ans continuent de porter des fruits[29].

---

26. D. Salée, *op. cit.*, p. 94.
27. Voir Robert A. Young, Philippe Faucher et André Blais, « The Concept of Province-Building : A Critique », *Revue canadienne de science politique, 17*, 1984, p. 783-818.
28. René Lévesque, *op. cit.*
29. Voir Luc Bernier et Evan Potter (dir.), *Business Planning in Canada : A Review*, Toronto, IAPC, 1999.

CHAPITRE 2

Quelques leçons à tirer de l'histoire administrative québécoise

JAMES IAIN GOW

Notre propos portera sur les processus budgétaires et sera surtout axé sur les dépenses et la comptabilité gouvernementale. Il fera référence à nos travaux antérieurs sur la question[1], dans le but d'y trouver des pistes pour l'interprétation du présent.

Nous présumons que les buts de la gestion des dépenses et des avoirs d'un État sont les suivants : 1) promouvoir le contrôle démocratique des dépenses publiques par des processus qui permettent la transparence des renseignements, par l'exactitude de ces renseignements et par la responsabilisation de ceux qui gèrent les fonds publics ; 2) permettre une planification réaliste des dépenses, à la fois pour le gouvernement et pour la législature ; 3) instaurer un contrôle efficace des dépenses, afin d'assurer leur respect des décisions gouvernementales et législatives ; 4) faciliter l'évaluation des

---

1. James Iain Gow, *Histoire de l'administration publique québécoise, 1867-1970*, Montréal, Presses de l'Université de Montréal et Institut d'administration publique du Canada, 1986 ; « Perspectives historiques sur les compressions budgétaires », *Politique, 3*, hiver 1983, p. 5-25 ; « Les dépenses publiques québécoises : prévision et contrôle », dans J.I. Gow, *Administration publique québécoise : textes et documents*, Montréal, Beauchemin, 1970, p. 95-114 ; et

   « La nouvelle rationalité de l'État », dans G. Bernier et G. Boismenu (dir.), *Crise économique, transformations politiques et changements idéologiques*, Sainte-Foy, Presses de l'Université du Québec, 1983, p. 329-350.

programmes ou la responsabilisation des unités et des personnes ; 5) représenter fidèlement l'état des finances publiques aux moments choisis.

Nos propositions concernent le partage des rôles dans la gestion financière, la qualité de l'information parlementaire, la gestion des dépenses et le contrôle parlementaire.

1. LE PARTAGE DES RÔLES

Proposition 1 : Depuis 1867, le partage des rôles a été fait dans la bonne direction.

Le Vérificateur général a graduellement acquis son indépendance à l'égard de l'exécutif. Au début de la Confédération, c'était un fonctionnaire qui relevait du trésorier, responsable de la vérification des dépenses à la fois avant et après leur exécution. À partir de 1883, on ne pouvait le démettre de ses fonctions que par un vote des deux tiers de l'Assemblée législative. Depuis 1933-1934, il publie un rapport annuel qui accompagne celui des comptes publics. De 1961 à 1970, il a partagé avec le Contrôleur des finances le contrôle préalable de la dépense. À cette dernière date, il est devenu un véritable organisme parlementaire, n'ayant plus de responsabilités en matière de vérification avant paiement. En 1985, la nouvelle version de la loi lui a donné de nouveaux objets d'enquête, soit l'économie, l'efficience et l'efficacité, augmentant le nombre d'organismes qui sont de sa compétence. Bien que la loi lui interdise de porter un jugement sur les objectifs des politiques publiques ou sur l'opportunité de celles-ci, le Vérificateur actuel interprète ce mandat assez largement pour indisposer le gouvernement péquiste[2]. En même temps, l'autorité exclusive du Contrôleur en matière de contrôle préalable met fin à une longue tradition qui permettait aux ministères de s'endetter avant le début de l'année financière, privant ainsi les députés d'un contrôle réel sur les dépenses, puisque les prévisions ne valaient pas grand-chose.

Une autre clarification opportune des rôles est la décision de René Lévesque, en 1981, de nommer un ministre autre que le ministre des Finances comme président du Conseil du trésor. D'un Bureau de la trésorerie (1868-1961) à un Conseil de la trésorerie (1961-1970), le Conseil du trésor est devenu, en 1970, le comité ministériel des finances et de la gestion gouvernementale, jouissant de pouvoirs délégués du gouvernement. Traditionnellement, le ministre des Finances en était le président, mais, au moment d'instaurer une série de mesures destinées à limiter les coûts de personnel de l'État, le premier ministre Lévesque a jugé nécessaire de nommer un titu-

2. Michel Venne, « Précieux chiens de garde », *Le Devoir*, 6 juin 1997, p. A10, et Gilles Lesage, « Trois mandataires sur la corde raide », *Le Devoir*, 20 décembre 1997, p. A10.

laire sans autres responsabilités ministérielles. Jacques Parizeau, alors ministre des Finances, n'a pas apprécié qu'on le dépouille de cette partie importante de ses fonctions, mais le changement est définitif et il est très peu probable qu'on revienne là-dessus. Bien sûr, le fait de séparer la gestion des revenus de l'État et la politique économique de la gestion des dépenses peut créer des ruptures et des tensions, et notamment amener le ministre des Finances à employer les revenus comme moyens de politique économique, sans passer par le Conseil du trésor[3].

2. LA QUALITÉ DES INFORMATIONS FINANCIÈRES

Proposition 2 : Les gouvernements tripotent toujours les comptes publics, afin de mieux paraître ou de faire mal voir leurs prédécesseurs.

Il est de pratique courante qu'un nouveau gouvernement « découvre » que l'état des finances publiques était bien plus sombre qu'il ne le croyait. L'amélioration des pratiques comptables introduites par le gouvernement Lesage entre 1961 et 1966 a produit un effet cocasse, lorsque le rapport commandité par le premier ministre Daniel Johnson (père) [le rapport Primeau] n'a trouvé pratiquement rien à redire sur l'état des comptes publics. Actuellement, c'est le Vérificateur qui critique les pratiques comptables du gouvernement, notamment en 1997 quand il lui reproche l'amortissement sur 16 ans des coûts de l'opération des départs volontaires dans les secteurs public et parapublic et le recours aux fonds spéciaux nombreux[4].

Proposition 3 : La multiplication des fonds spéciaux est aussi une pratique ancienne, mais regrettable.

André Bernard note, dans une recherche, que les fonds spéciaux remontent à la *Loi des bons chemins* de 1912[5]. Les gouvernements y font appel de temps en temps, notamment avec le Fonds d'assistance publique (1921), le Fonds pour les universités (1921) et le plan Vautrin (1934). Cependant, la pratique

3. En ce qui concerne l'expérience fédérale sur ce point, voir David Wolfe, « Les dimensions politiques des déficits », dans G.B. Doern (dir.), *Les dimensions politiques de la politique économique*, vol. 40 des études faites pour la Commission royale d'enquête sur l'Union économique et les perspectives de développement du Canada, Ottawa, Approvisionnements et Services, 1985.
4. Gilles Lesage, « Un déficit de vérité », *Le Devoir*, 29 novembre 1997, p. A10.
5. André Bernard, *Parliamentary Control of Public Finance in the Province of Quebec*, thèse de M.A., McGill University, 1964, p. 178. Aussi, du même auteur, *Politique et gestion des finances publiques. Québec et Canada*, Sainte-Foy, Presses de l'Université du Québec, 1992, p. 324.

déplaît aux auditeurs de l'époque. Aussi, lorsque Maurice Duplessis l'adopte, avec le Fonds de l'éducation (1946), le Fonds de la voirie (1950) et le Fonds de l'impôt provincial, le Vérificateur et le professeur Roland Parenteau la critiquent-ils non seulement parce que ce fractionnement des fonds publics empêche un véritable contrôle parlementaire, mais aussi parce qu'il comporte des éléments discrétionnaires qui permettent au gouvernement, par exemple, de concentrer ses dépenses de voirie pendant les années électorales[6].

Depuis quelques années, le Vérificateur critique de nouveau la multiplication des fonds spéciaux. À sa défense, le gouvernement invoque la réapparition de ces fonds depuis 1975. Mais, s'il y en avait une vingtaine sous le gouvernement de Robert Bourassa, on peut aujourd'hui en retracer une quarantaine. Selon le Vérificateur, M. Breton, il y aurait 500 millions de dollars « camouflés dans les fonds spéciaux ». Si l'on ajoute cette somme au milliard pour les départs assistés, on obtient un déficit sous-estimé de 1,5 milliard de dollars[7].

Proposition 4 : Du côté des revenus, les fonds spéciaux devraient être réservés aux programmes d'assurances et ils ne devraient servir qu'aux fins propres auxquelles ils ont été créés.

Le principe d'un fonds consolidé du revenu est fondamental en démocratie, à la fois pour faciliter le contrôle parlementaire et pour éviter de lier certaines sources de revenus à certaines politiques[8]. Mais cela crée certes un mauvais précédent de prélever, comme l'a fait M. Landry, des sommes sur les surplus de la SAAQ ou de la CSST[9].

Proposition 5 : Les prévisions budgétaires sont plus réalistes qu'autrefois.

Apparemment, un meilleur contrôle des engagements et des dépenses a contribué à améliorer le réalisme des prévisions. On est passé d'un écart de 18 %

6. *Rapport de l'Auditeur de la province pour l'exercice 1959-1960*, p. 16 et Roland Parenteau, « Finances provinciales », *L'actualité économique*, 1953, p. 343.

7. Denis Lessard, « Un déficit sous-estimé de 1,5 milliard », *La Presse* du 27 novembre 1997, p. B1. Aussi, le rapport du Vérificateur général du Québec pour l'année 1996-1997, tomes I, juin 1997, chap. 2 et tome II, décembre 1997, p. 13.

8. Michel Fortmann , « Le budget et la gestion financière de l'État », dans J.I. Gow *et al.*, *Introduction à l'administration publique. Une approche politique*, Boucherville, Gaëtan Morin Éditeur, 1993, p. 109. André Bernard fait remonter l'origine de ce fonds à l'Acte d'Union du Haut et du Bas-Canada, 1840.

9. Pierre April, « Québec peut puiser dans les surplus accumulés de la SAAQ, dit la Cour d'appel », *Le Devoir* du 28 août 1996, p. A2, et Mario Simard,« Bernard Landry a inscrit 521 millions de surplus de la CSST à son budget », *Le Devoir* du 8 avril 1998, p. B1. Bien sûr, la tentative de Paul Martin de mettre la main sur les surplus du fonds fédéral de l'assurance-emploi mérite la même critique.

entre les prévisions et les dépenses réelles, en 1960-1961, à 1,3 %, en 1970-1971[10]. Aujourd'hui, ce chiffre est revenu à 3,46 %, une hausse par rapport aux dernières années des libéraux (tableau 1), et ce, malgré l'introduction des enveloppes fermées par Jacques Parizeau[11].

TABLEAU 1 **Rapport entre les dépenses votées et déjà autorisées et entre les dépenses prévues et les dépenses définitives** (en millions de dollars)

	I. Dépenses votées		II. Dépenses autorisées (II/IIIx100))	III. Prévisions (I+II)	IV. Dépenses réelles (Écart %)
1996-1997	28 788	13 179	(31,40)	41 967	41 514 (–3,46)
1995-1996	31 303	13 036	(29,33)	44 339	43 021 (–4,15)
1994-1995	31 487	12 065	(27,70)	43 552	42 230 (–3,04)
1993-1994	30 982	11 128	(26,43)	42 110	41 035 (–2,55)

Source : Les Comptes publics du Québec.

Proposition 6 : L'inclusion des dépenses de capital dans le calcul du déficit gonfle celui-ci.

Avant 1971, on distinguait dans les documents budgétaires les dépenses « ordinaires » et les dépenses « de capital », et le déficit était présenté comme étant soit sur le compte courant, soit sur les dépenses totales. Cette façon de montrer les dépenses révèle toute la prudence de Maurice Duplessis, car, non seulement avait-il un surplus sur le compte ordinaire à chaque année de 1945 à 1959, mais il a également enregistré neuf surplus sur les dépenses totales en 15 ans, laissant le crédit du gouvernement québécois en excellente condition pour les libéraux de Jean Lesage. En outre, elle permet de constater que pendant toutes les années 1960 les déficits n'étaient dus qu'aux immobilisations et non aux dépenses ordinaires. Cette perspective, si elle avait été utilisée au cours des années 1970, aurait permis de comprendre qu'à partir de 1975-1976 le déficit existait aussi sur le compte ordinaire. Jacques Parizeau

10. *Histoire de l'administration publique québécoise*, p. 312.

11. Pierre P. Tremblay et Pierre Roy, « Le processus budgétaire au gouvernement du Québec », dans J. Bourgault, M. Demers et C. Williams, *Administration publique et management public : expériences canadiennes*, Québec, Les Publications du Québec, 1997, p. 300.

a bien admis à l'époque emprunter pour payer la note d'épicerie, le changement dans la façon de présenter les prévisions cachant ce fait nouveau.

L'ennui, c'est que l'ancien système ouvrait la porte à des abus. On classait comme dépenses de capital des dépenses qui ne laissaient aucun bien derrière elles. Entre 1936 et 1960, libéraux et unionistes s'accusaient à tour de rôle d'avoir ajouté des dépenses ordinaires aux dépenses de capital, notamment en matière de chômage et de colonisation[12].

Aujourd'hui, les gouvernements pratiquent un petit jeu du même genre, mais différent[13]. À Québec comme à Ottawa, on distingue les dépenses de programmes de celles pour le service de la dette, afin de démontrer qu'on est économe. Ainsi, dans son document *Vivre selon nos moyens*, le ministre Daniel Johnson présentait les dépenses, les revenus et l'écart entre les deux de la manière qu'on peut voir à la figure 1. Celle-ci permet de relever les efforts déployés pour gérer de manière économe. En même temps, elle souligne la difficulté de réduire le déficit à zéro, avec le service de la dette qui compromettait les efforts de discipline budgétaire.

FIGURE 1 **Part des revenus et dépenses dans l'économie** (en pourcentage du PIB)

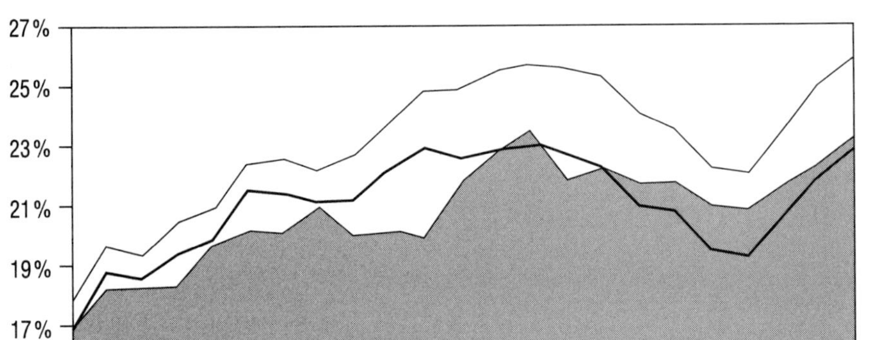

Source : Conseil du trésor du Québec, *Les finances publiques du Québec. Vivre selon nos moyens*, Québec, janvier 1993, p. 59.

12. *Histoire de l'administration publique québécoise*, *op. cit.*, p. 262.
13. On peut toujours trouver des indications sur ces deux types de déficits dans les Comptes publics, mais, dans les prévisions des dépenses, les deux types de dépenses sont traités sur un pied d'égalité.

Proposition 7 : La comptabilité de caisse donne une image déformée du degré d'endettement du Québec.

Depuis longtemps, on reconnaît la nécessité, à des fins parlementaires, de fonctionner sur une base annuelle et de comptabilité de caisse ; les documents budgétaires doivent s'en tenir aux dépenses effectuées au cours de l'année financière. Ainsi, le Vérificateur général fédéral a récemment reproché au gouvernement d'avoir imputé au budget de 1997-1998 une part des dépenses des bourses du millénaire, qui ne seront payées qu'en l'an 2000 et au cours des années suivantes. De même, Guy Breton reproche à Bernard Landry d'avoir voulu amortir sur plusieurs années les frais des indemnités associées au programme de 1997 des départs assistés de la fonction publique et du secteur parapublic.

Dans la présentation du bilan financier et lors du calcul de la dette cumulative, on ne compte que les valeurs liquides. Cette méthode a malheureusement l'inconvénient de gonfler cette dette cumulative. De la discussion publique autour de la dette ne ressort presque jamais le fait qu'une bonne partie de cette dette porte sur des biens durables dont les coûts pourraient être amortis sur une longue période. Dans une entrevue récente avec *L'actualité*, le premier ministre Lucien Bouchard a dit « [...] environ 40 % de notre dette ne correspond pas à un actif qu'on laisse à ceux qui nous suivent[14] ». Mais alors les autres 60 % représentent bien quelque chose de tangible. Donc, cela renvoie une image déformée de la santé financière de l'État québécois.

3. GESTION DES DÉPENSES

Proposition 8 : Sans les travaux menant à l'introduction des budgets de programmes au début des années 1970, la gestion par résultats aurait été impossible.

La budgétisation par programmes (le PPBS en anglais) est souvent considérée comme ayant échoué, du moins en regard des espoirs de révolution rationaliste qu'elle avait suscités. Cependant, on observe encore aujourd'hui les effets du changement de mentalités qu'elle a introduit. Pour la première fois, on demandait aux services administratifs d'indiquer dans les documents budgétaires non seulement les ressources qui seraient consommées par chaque unité, mais aussi, et surtout, à quoi devait servir cet argent. L'énoncé d'objectifs devait être rédigé, si possible, en termes quantitatifs. Le PPBS n'a pas donné lieu immédiatement, comme il aurait dû, à l'évaluation des programmes, mais il l'a rendu possible lorsque la volonté politique s'est

14. Carole Beaulieu et Jean Paré, « Élection : Bouchard en 46 questions », *L'actualité*, 15 novembre 1998, p. 18.

manifestée à la fin des années 1970. Même si l'évaluation devait, à son tour décevoir[15], il demeure que la budgétisation par programmes a pavé la voie au mouvement de la gestion selon les résultats dans les nouvelles unités autonomes de service. Partout, la déconcentration vers des unités ou agences autonomes fait appel à des relations contractuelles basées plus sur les extrants que sur les intrants[16].

Proposition 9 : Il n'y a pas de méthode budgétaire qui peut empêcher des gouvernements de faire des folies.

Au cours des années 1990, les gouvernements fédéral et provinciaux ont repris en main le contrôle des dépenses afin d'éliminer leurs déficits, démentant ainsi les propos sur la perte de contrôle par les élus[17]. Cependant, la faute de ces déficits était imputable tant aux élus qu'aux fonctionnaires budgétivores. Dans le système parlementaire de type britannique, les gouvernements ne sont pas prêts à se lier globalement d'avance. Nous avons des crédits déjà autorisés par statut, mais ils ne constituent pas un obstacle majeur. Autrefois, si. Selon l'étude d'André Bernard, lors du premier gouvernement Duplessis les crédits à voter ne constituaient que 35 % de l'ensemble des dépenses annuelles. Grâce à des réformes introduites par le gouvernement d'Adélard Godbout, ce chiffre a augmenté à 55 %, niveau où il est resté jusqu'en 1960. Par la suite, les dépenses autorisées par statut ont baissé à environ 25 % du budget des dépenses mais, sous les effets des compressions et des dépenses discrétionnaires, elles sont revenues à 31 % de l'ensemble en 1996-1997 (tableau 1), ce qui est toujours loin des 70 % autorisées par statut au fédéral.

À moins d'avoir un amendement constitutionnel exigeant un budget équilibré, les gouvernements ne veulent pas se lier d'avance globalement[18]. Pour cette raison, ils ont refusé la recommandation du rapport Lambert de 1979 d'adopter un programme de dépenses triennal. Les gouvernements

15. Richard Marceau, « L'évaluation des programmes : rationalisation des dépenses ou stratégie de marketing ? », dans R. Bernier et J.I. Gow, *Un État réduit ? A Downsized State ?*, Sainte-Foy, Presses de l'Université du Québec, 1994, p. 261-276.

16. Bureau du Vérificateur général du Canada, *Pour une meilleure intendance. La réforme de la fonction publique en Nouvelle-Zélande de 1984 à 1994 : sa pertinence pour le Canada*, Ottawa, Approvisionnements et Services, 1995 et Jean-Claude Deschênes, « Les agences britanniques, sources d'inspiration des modernisations administratives », *Choix : gestion de l'État*, vol. 2, n° 3, 1996.

17. Le Vérificateur général du Canada dans son rapport pour l'année 1976 et les théoriciens du « Public Choice » ; voir André Blais et Stéphane Dion (dir.), *The Budget-Maximizing Bureaucrat*, Pittsburgh, University of Pittsburgh Press, 1991.

18. Mohamed Charih, *La guerre des experts d'Ottawa*, Montréal, Éditions Agence d'Arc, 1990.

exigent des prévisions à moyen terme des ministères et organismes, mais il y a trop d'aléas dans la vie économique et sociale pour que ceux-ci se plient à une telle contrainte. Ainsi, bien que nous puissions tenter quelques expériences avec des simililois « sunset law », tant que le gouvernement contrôle la majorité de la Chambre, il pourra revenir là-dessus. De la même façon, nous n'aurons pas de loi comme celle du gouvernement japonais qui permet de limiter et même de réduire l'effectif de la fonction publique japonaise depuis 30 ans[19].

Nos gouvernements tiennent à leur liberté et nous en assumons les conséquences. Pendant les 30 premières années de la fédération canadienne, les gouvernements québécois ont emprunté largement afin de financer la construction de chemins de fer[20]. Les effets cumulatifs de ces emprunts ont été ressentis surtout au début des années 1890, lorsque les frais de service de la dette consommaient 40 % des dépenses (ils étaient de 12 % en 1992-1993), et le gouvernement Mercier a connu des difficultés pour emprunter de l'argent à long terme[21]. Tout cela a eu pour résultat que les gouvernements libéraux au pouvoir de 1897 à 1936 ont suivi une politique budgétaire conservatrice comme nulle autre province au Canada[22]. Maurice Duplessis a continué sur cette lancée, veillant, même en période de croissance économique, à ne pas accumuler les déficits. Nous avons vu que les gouvernements des années 1960 empruntaient seulement pour financer les immobilisations et que les emprunts pour financer les dépenses courantes ont commencé au milieu des années 1970. L'inflation élevée après 1973, les conventions collectives avec les grandes centrales syndicales du secteur public et la crise des années 1981-1982 y étaient pour quelque chose, mais le retour des bonnes conditions n'a pas permis de produire un excédent budgétaire. Le gouvernement Bourassa a fait des progrès pendant son premier mandat, mais le second a été bouleversé par la crise économique du début des années 1990 (figure 2).

Les pratiques budgétaires depuis 25 ans ont entraîné une dette accumulée dont le service, à lui seul, créait des déficits répétés. Quelle que soit la raison des imprudences de ces 25 années, il en est résulté un violent choc lorsque le gouvernement péquiste a décidé d'atteindre le déficit zéro.

---

19. François Simard, *Succeeding Where Others Fail. Control of Staff Numbers in the Japanese Government*, thèse de doctorat, Université de Montréal, 1998.

20. Qui seront tous privés, après la décision de privatiser le Québec-Montréal-Ottawa et Occident (QMOO), qui avait appartenu au gouvernement, de 1875 à 1881.

21. *Histoire de l'administration publique québécoise, op. cit.*, p. 59.

22. Stewart Bates nota que les dépenses autres que traditionnelles étaient limitées au Québec à cette époque de telle sorte que la dette publique était « insignifiante » par rapport à celle des autres provinces, *Histoire financière des gouvernements canadiens*, Étude préparée pour la Commission royale des relations entre le Dominion et les provinces (Commission Rowell-Sirois), Ottawa, 1939, p. 154.

FIGURE 2 **Déficit budgétaire et besoins financiers nets**
(en pourcentage du PIB)

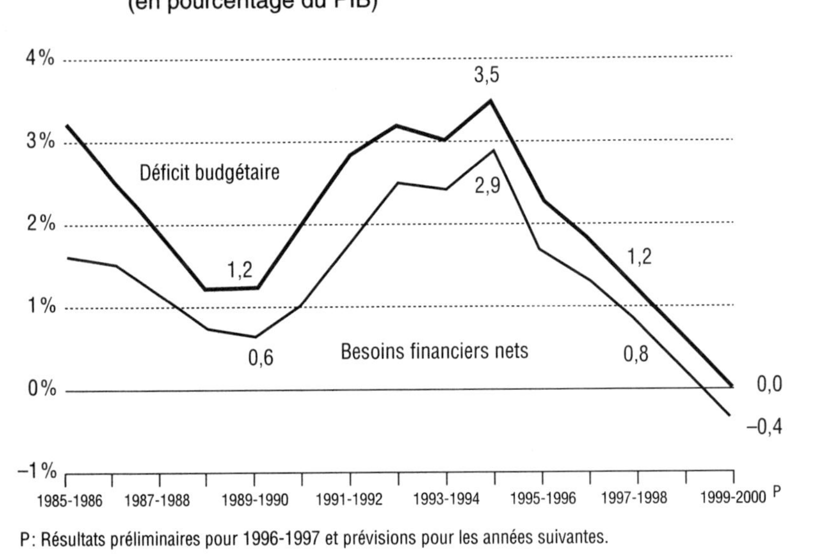

Source : *Discours sur le budget* du 25 mars 1997, Annexe B, p. 12.

Avec le recul, nous pouvons dire que nous sommes passés d'un excès à l'autre, en distribuant avec largesse ce que nous n'avions pas après nous être astreints à une gestion parcimonieuse qui, pendant plus de 60 ans, a maintenu le Québec dans la queue du peloton des provinces sur le plan des services publics.

4. LE CONTRÔLE PARLEMENTAIRE

Proposition 10 : On a fait un pas en avant avec l'organisation des commissions parlementaires permanentes, mais c'est un leurre de croire que l'Assemblée nationale pourra surveiller efficacement des agences plus nombreuses.

L'Assemblée nationale s'est modernisée depuis 40 ans, afin de se donner les moyens de suivre le gouvernement et l'administration publique. Dans le cas des crédits budgétaires, l'institution, en 1969, de commissions permanentes a permis aux députés de se spécialiser dans les affaires d'un ou de quelques ministères. Leur fonctionnement régulier contribue à accroître la qualité de notre vie publique, un agréable contraste par rapport à ce qui existait avant 1960 (le comité des comptes publics ne s'est pas réuni entre 1940 et 1960 !). Cependant, il ne faut pas surestimer la profondeur de l'analyse des crédits budgétaires que peuvent faire les députés. Si l'Assemblée consacre 200 heures à cette discussion dans son ensemble, on a imposé une limite de 20 heures par ministère. Les députés exécutent de nombreuses autres tâches, ils travaillent fort[23]. Mais si l'on pense que la création d'unités autonomes de service va faciliter le contrôle parlementaire, à notre avis on se leurre. En effet, le dossier du contrôle des organismes autonomes n'est guère encourageant[24]. Ce n'est pas en multipliant les sujets de travail que nous allons faciliter le contrôle parlementaire. L'Assemblée nationale reste une institution délibérante, et il y a une limite aux possibilités de « tayloriser » son travail[25].

CONCLUSION

Lorsque nous avons présenté le cycle des dépenses budgétaires à une classe de première année en science politique, récemment, un étudiant a relevé que le processus est fort peu démocratique. Il est clair que le processus n'a jamais été conçu pour permettre une participation directe des citoyens. Si nous revenons à nos critères de départ, la période des compressions visant l'élimination du déficit nous permet de constater que le gouvernement dispose des moyens nécessaires pour contrôler les dépenses. Plusieurs doutes subsistent cependant quant à la qualité des informations fournies aux parlementaires, notamment l'exactitude des états financiers, la multiplication des fonds spéciaux et le réalisme du profil de l'endettement. Mais, par rapport au passé, le système des dépenses du gouvernement du Québec a profité de la clarification des rôles des acteurs, et la transformation des méthodes d'analyse a permis de cibler les résultats et non seulement les intrants des activités. Bien entendu, toutes sortes d'améliorations techniques peuvent encore être apportées, mais le plus grand défi pour nos gouvernements consiste à apprendre à utiliser prudemment les déficits et les surplus afin d'éviter les déséquilibres que produisent les excès soit de dépenses ou d'économies.

23. Secrétariat des commissions, *La réforme parlementaire 10 ans après*, Québec, Assemblée nationale, 1995.

24. *Ibid.*, p. 72-81.

25. Voir Louis Massicotte, « Le Parlement du Québec en transition », *Administration publique du Canada*, vol. 28, n° 4, 1985, p. 573.

CHAPITRE 3

La budgétisation par programmes
Rationalité budgétaire contre rationalité politique

RAYMOND GARNEAU

INTRODUCTION

J'ai toujours beaucoup de plaisir à partager avec les étudiants et les experts universitaires l'expérience pratique que j'ai parfois durement acquise sur le terrain. Nos visions respectives des choses, de la théorie et de la pratique sont parfois similaires, parfois contradictoires, mais, le plus souvent, elles sont complémentaires.

Mon propos portera sur la réforme budgétaire qui a été mise en place au début des années 1970, au moment où j'étais ministre des Finances. C'est à cette époque, en effet, que le Québec a adopté le système de budgétisation connu sous le nom de PPBS. Même si cela ne vous dit pas grand-chose (j'y reviendrai plus loin), le PPBS a opéré un changement majeur dans l'élaboration du processus budgétaire au Québec. L'adoption de cette méthode marque véritablement l'entrée dans la modernité pour la gestion des finances publiques québécoises. La modernité réside dans le fait que le PPBS a introduit le concept de rationalité dans la gestion des finances de l'État.

Disons d'emblée que le PPBS n'a rien d'un concept politique : c'est une banale méthode de gestion et de comptabilité, très technique, mais essentielle. Son caractère essentiel provient du fait que les décideurs veulent toujours se baser sur du concret pour prendre des décisions. Le but du PPBS, pour le gouvernement de l'époque, était de faire enfin parler ces chiffres arides des livres des crédits budgétaires. Le gouvernement voulait comprendre et mieux expliquer comment était dépensé l'argent des contribuables, où allait cet argent et s'il était dépensé utilement. Pourquoi ? Pour prendre les meilleures décisions et pour mieux utiliser des ressources limitées.

1. QU'EST-CE QUE LE PPBS ?

1.1. EXPLICATION DU SYSTÈME

Le PPBS est un sigle composé à partir de *Planning, Programming, Budgeting System*. Le *planning* ou planification, c'est l'analyse des besoins et la définition des objectifs qu'on veut atteindre ; le *programming* ou programmation, c'est la détermination de moyens d'actions pour atteindre ces objectifs ; quant au terme *budgeting* ou budgétisation, il correspond au fait de traduire en budget annuel l'exécution de ces moyens d'action.

En fait, en termes simplifiés, le PPBS, c'est l'allocation des ressources en fonction des objectifs qu'on veut atteindre. Cette méthode met l'accent sur les résultats de l'activité gouvernementale (extrants) et non pas seulement sur les ressources mises en œuvre (intrants). Ce processus oblige le gouvernement et chacun des ministères à établir des objectifs précis et à bien analyser les implications financières des programmes mis en œuvre pour les atteindre. Ce système comporte aussi une évaluation systématique de l'efficacité et de l'efficience des programmes, c'est-à-dire qu'il oblige les ministères à évaluer si les programmes atteignent bien leurs objectifs et sont réalisés au meilleur coût possible. Cette évaluation de l'extrant est en fait la raison d'être du PPBS, mais c'est aussi son talon d'Achille, comme on le verra plus tard.

1.2. L'ORIGINE DU PPBS

Le PPBS a fait son apparition aux États-Unis au début des années 1960. C'est Robert McNamara qui, à son arrivée au département de la Défense en 1961, a imposé le système. D'autres organismes du domaine de la défense, comme la NASA, l'ont rapidement adopté.

Si le PPBS tire son origine de ce secteur bien particulier, c'est bien sûr à cause des énormes ressources qui y étaient allouées. Quand un gouvernement dépense des millions dans un programme, il veut savoir s'ils sont bien utilisés. De plus, le département américain de la Défense réunissait de nombreuses personnes qualifiées, capables d'analyser et d'évaluer les différents projets. C'est à cette époque aussi, et particulièrement dans ce secteur, que se développent des outils et des techniques d'analyse et de gestion modernes, comme les ordinateurs.

Le PPBS se répand rapidement dans d'autres secteurs et dans de nombreux pays. Le président Johnson impose le PPBS à toute l'administration fédérale américaine en 1965. Au Canada, le gouvernement fédéral adopte ce système vers la fin des années 1960. En 1971, une douzaine de pays dans le monde ont emboîté le pas et de nombreux autres pays sont sur le point de le faire. Selon les pays, le PPBS porte différents noms : rationalisation des choix budgétaires, budget par programmes, budget de réalisations ou de produits, planification financière pluriannuelle, etc. Mais, si on le désigne différemment, le principe reste le même.

1.3. Le PPBS au Québec

Au Québec, le PPBS, ou budget par programmes, fait son apparition publique lors de la campagne électorale de 1970. C'est Bourassa qui lance l'idée. Il parle alors de moderniser l'administration des finances de la province. Car il faut comprendre que, même si l'État québécois avait déjà accédé à la modernité avec la Révolution tranquille, l'administration de ses finances, elle, tirait parfois de l'arrière.

Les gens peuvent penser du PPBS qu'il ne s'agit là que de gros bon sens ; le gouvernement se fixe des objectifs et alloue des ressources pour atteindre ces objectifs. Pourtant, le budget provincial n'était pas structuré en ce sens.

2. L'ALLOCATION DES RESSOURCES AVANT LE PPBS

Comment se faisait alors l'allocation des ressources avant le budget par programmes ? Les ressources étaient allouées non pas selon le programme ou l'activité, mais selon l'unité administrative, en fonction des coûts de fonctionnement de chaque unité. Ainsi, les ministères déposaient leurs demandes de crédits pour chaque service, en expliquant simplement quelle somme d'argent serait nécessaire pour faire fonctionner le service en question l'année suivante. L'accent était mis sur les intrants, alors que le PPBS propose, au contraire, de mettre l'accent sur les extrants, c'est-à-dire sur la production de biens et de services.

2.1. L'âge de pierre sous Duplessis

Sous la gouverne de Duplessis, les finances publiques étaient gérées de manière on ne peut plus discutable. C'était vraiment l'âge de pierre des finances publiques. D'après la légende, Duplessis avait dans son bureau une caisse noire dans laquelle il puisait pour distribuer des subventions en argent comptant et de la main à la main. Autant dire que les résultats de ces allocations n'étaient pas ce qui importait le plus ! Je me suis même laissé dire que monsieur Duplessis décidait aussi tout seul, dans son bureau, des augmentations de salaire des cadres intermédiaires et supérieurs de la fonction publique.

Sous le gouvernement Lesage, beaucoup de changements ont été apportés dans la gestion des finances publiques et, au début des années 1970, nous croyions qu'il était important de poursuivre cette modernisation.

2.2. L'accroissement du rôle de l'État dans les années 1960

L'urgence de cette modernisation était d'autant plus criante qu'au cours des dix dernières années le gouvernement avait vu son rôle considérablement changer. En effet, à partir du début des années 1960, l'influence des théories keynésiennes parvient jusqu'à nous et la vision du rôle de l'État québécois dans l'économie se modifie. L'État est perçu comme un levier capable de combler les manques de l'économie privée. Pour stimuler l'économie, l'État procède alors à de nombreux investissements. C'est l'époque des grands projets : l'accélération de la construction des grands barrages hydroélectriques, la modernisation du réseau routier par la construction d'autoroutes, l'exposition universelle... L'État s'engage aussi à répondre aux besoins sociaux en matière de santé et d'éducation : c'est l'époque de la révolution scolaire, qui va permettre de rattraper le retard dans le domaine de l'éducation. C'est aussi la période où le gouvernement Lesage achève le travail commencé par le premier ministre Godbout en nationalisant les compagnies qui sont devenues l'Hydro-Québec d'aujourd'hui. De nombreuses autres sociétés d'État sont créées à cette époque, par exemple la SOQUEM dans le secteur des mines, REXFOR dans le secteur des forêts, la société qui est devenue la SOQUIA pour l'agriculture, SOQUIP pour le gaz et le pétrole, mais aussi SIDBEC pour la sidérurgie, la SGF et la Caisse de dépôt et placement.

Il n'est donc pas étonnant d'assister à l'explosion du budget de l'État : de 600 millions en 1960, il passe à presque 4 milliards en 1971 ! Pour gérer et mettre en œuvre les différentes interventions de l'État, la fonction publique connaît, elle aussi, une croissance : au début des années 1960, on compte 30 000 fonctionnaires et, au début des années 1970, ils sont plus de 50 000. En 1970, le gouvernement emploie près de 225 000 personnes dans le monde de l'éducation, de la santé et des services sociaux, et ces chiffres ne comprennent pas les employés de la toute nouvelle Régie de l'assurance-maladie du Québec. Au total, l'État québécois emploie à l'époque près de 13 % de la main-d'œuvre du Québec.

2.3. La nécessité de moderniser l'administration des finances

Cet accroissement du rôle de l'État entraîne une multiplication des programmes. Un besoin de moderniser l'administration dans sa gestion et dans ses procédures d'allocation des ressources se fait alors cruellement sentir. On ne sait toujours pas très bien comment l'argent est utilisé et si les services rendus à la population sont bien conformes à ceux que le gouvernement souhaitait offrir. Je citais d'ailleurs à l'époque, dans un de mes discours, Anatole France qui écrivait : « La république gouverne mal, mais je lui pardonne, car elle gouverne peu », en ajoutant qu'en 1970 il n'était plus possible de tenir le même raisonnement en raison des vastes responsabilités politiques de l'État.

Pour moderniser l'administration des finances publiques, le gouvernement entreprend, dès juin 1970, une réforme complète de la *Loi sur l'administration financière*. Cette loi comporte différentes mesures, dont la modification des rôles du Vérificateur général et du Contrôleur des finances et plus spécifiquement la création du Conseil du trésor, un comité ministériel doté de pouvoirs, qui devient l'organisme central de budgétisation et de contrôle budgétaire. La budgétisation par programmes s'inscrit dans ce processus de modernisation.

3. L'APPLICATION DU PPBS AU QUÉBEC

3.1. Une nouvelle vision de l'action de l'État

Avec le PPBS, l'allocation des ressources ne se résume plus à se poser les questions « à qui je donne et combien je donne ? ». On y ajoute les variables « qu'est-ce que je veux produire ? est-ce que j'y arrive ? est-ce que j'y arrive au meilleur coût ? ». Pour l'expliquer simplement, je disais à l'époque : « Au lieu de demander à chacun des ministères de nous faire parvenir leurs estimations de dépenses et d'établir ensuite des priorités, nous avons d'abord établi des priorités. »

Le budget par programmes obligera donc le gouvernement québécois à définir son action sous quatre grands thèmes ou missions : la mission économique, la mission éducative et culturelle, la mission sociale et la mission gouvernementale et administrative. À l'intérieur de ces missions, les différents ministères sont appelés à préciser leurs activités, à fixer des objectifs et à établir des liens entre les objectifs visés et les moyens pour les atteindre. Une sorte de typologie hiérarchique de l'action de l'État, de la finalité la plus générale aux objectifs les plus précis, s'établit alors. Au Québec, cette typologie se divise en trois niveaux :

- la superstructure, formée de trois paliers : les missions, les domaines et les secteurs ;
- la structure, qui se compose de deux paliers : les programmes et les éléments de programmes ;
- l'infrastructure, qui comporte au moins trois paliers : les activités, les projets et les opérations.

Au total, on compte pour l'exercice budgétaire 1973-1974 (le premier présenté sous le système PPBS) quatre missions, 15 domaines, 47 secteurs, 170 programmes et 411 éléments de programmes. La présentation des crédits du budget est alors complètement changée. À partir de cette année, les crédits sont classés en fonction de cette nouvelle typologie. Au lieu d'être présentés par ministères, par unités et par services, ils sont regroupés par missions, domaines, secteurs, programmes et éléments de programme. C'est une amélioration considérable des documents de travail.

Je me souviens que l'adoption du budget par programmes a représenté un travail énorme pour tous les ministères (deux ans d'efforts). Ceux-ci devaient produire des mémoires de programmes décrivant en détail la problématique et les objectifs des programmes ainsi que les moyens utilisés pour les atteindre. C'était à partir de ces mémoires que les programmes étaient évalués et les crédits attribués.

3.2. Les attentes à l'égard du système

En fait, en adoptant le budget par programmes, le gouvernement espérait plusieurs améliorations, telles les suivantes :

- avoir une meilleure vision d'ensemble de ses actions ;
- avoir une meilleure information sur les projets et les extrants (qui lui permettront de prendre de meilleures décisions) ;
- pouvoir poser de nouveaux choix budgétaires rationnels (comme être capable d'arrêter un programme qui ne marche pas ou d'en choisir un meilleur) ;
- pouvoir échapper aux pressions et aux contraintes traditionnelles ;
- permettre une meilleure correspondance entre les politiques et les choix budgétaires.

4. La rationalité budgétaire contre la rationalité politique

4.1. Les réussites du budget par programmes

Quel bilan peut-on dresser de l'implantation du PPBS au Québec ? Sur le strict plan budgétaire, je crois que le PPBS est un succès. Le budget par programmes a obligé les ministères à définir des objectifs et à établir clairement le lien entre les objectifs et les moyens. Il a ainsi permis aux gestionnaires de centrer leur attention sur les objectifs à atteindre. Grâce à la nouvelle classification des actions de l'État, le PPBS a permis de mieux contrôler les procédures d'achat de biens et de services. Le PPBS a aussi favorisé l'établissement de politiques sectorielles qui, plus souvent qu'autrement, étaient inexistantes.

L'adoption du système de budget par programmes a permis au gouvernement de mieux comprendre le système d'allocation des ressources. Elle lui a donné une véritable vision d'ensemble de ses actions, de même qu'une meilleure information sur les programmes. Lors de mon discours du budget pour l'exercice 1973-1974, soit la première année d'application du budget par programmes, je faisais ainsi remarquer à mes collègues parlementaires que, grâce à la nouvelle présentation des crédits par missions, on pouvait constater qu'une bonne partie des dépenses de l'État étaient orientées vers l'action économique. Pour résumer rapidement les apports du budget par programmes, on peut dire que maintenant le gouvernement sait très bien ce que l'Administration fait et combien elle dépense pour chaque programme.

4.2. Les limites du budget par programmes

Toutefois, sur le plan de la gestion des programmes, et particulièrement de l'évaluation de ces derniers, le système PPBS comportait des limites et nous l'avons découvert rapidement. Ainsi, il était difficile de fixer des objectifs mesurables.

De même, il était difficile de trouver des indicateurs pour mesurer ces objectifs, leur validité étant souvent discutable. Comment évaluer par exemple un programme d'aide aux bibliothèques ? par le nombre de personnes qui la fréquente ? par le nombre de livres sur les rayons ? Une clientèle satisfaite, peu importe sa taille, est-elle un signe d'atteinte des objectifs ? Dans le cas des bibliothèques, les utilisateurs peuvent être très contents, mais est-ce qu'on a réussi de cette manière à accroître l'éducation et la culture des Québécois ?

La question du rapport de cause à effet des programmes laisse également perplexe. Si le gouvernement met en place un programme de promotion de l'emploi et que, effectivement, le chômage diminue, peut-on dire que le programme a atteint ses objectifs ? Est-ce vraiment une conséquence de ce programme si le chômage diminue ? Cela peut être causé par des facteurs économiques combinés qui auraient produit le même résultat en l'absence de ce programme.

De plus, quand on arrive effectivement à évaluer correctement un programme et qu'on se rend compte que celui-ci n'atteint pas les objectifs recherchés ou ne démontre pas l'efficacité désirée, ce n'est pas aussi simple dans la réalité d'y mettre fin. Les pressions politiques conjuguées aux pressions des bénéficiaires de ses programmes obligent souvent à poursuivre ce programme en dépit de son inefficacité. La rationalité politique se heurte ici à la rationalité budgétaire.

4.2.1. Les groupes de pression

Souvent, le processus politique influence le processus budgétaire que l'on souhaitait rationnel avec le PPBS. Ainsi, les groupes de pression créent, par leurs actions, des oppositions que je me risquerais à qualifier d'artificielles quelquefois. Artificielles, car elles n'ont pas souvent un si large appui populaire. Mais, avec leur intensité et leur capacité à mobiliser un petit nombre de gens bruyants et à attirer l'attention des médias, ces oppositions parviennent parfois à influencer le processus politique et budgétaire.

4.2.2. Les exigences partisanes

En outre, les exigences partisanes perturbent parfois la rationalité budgétaire. Pour s'attirer les faveurs de ses électeurs ou pour faire cesser des contestations publiques, le parti au pouvoir a tendance à faire une priorité des projets touchant une clientèle limitée ou une circonscription donnée.

4.2.3. Le processus électoral

Le processus électoral est un autre facteur agissant grandement sur le processus budgétaire. Tout le monde sait qu'il est suicidaire de s'opposer aux revendications d'un groupe en pleine période électorale, surtout si ce groupe est puissant et bruyant et qu'il œuvre dans un domaine qui soulève les passions, celui de la santé par exemple. Pour éviter les conflits sociaux avant ou pendant une élection, ou pour s'attirer plus de votes, le gouvernement et les politiciens font parfois des choix budgétaires qui s'éloignent des considérations purement rationnelles.

4.2.4. Une administration en conflit d'intérêts

Mais il n'y a pas que les politiciens qui influencent la rationalité du processus budgétaire. L'administration publique la première a du mal parfois à faire preuve d'une froide rationalité. Comment les fonctionnaires peuvent-ils évaluer objectivement un programme et avouer, éventuellement, que leurs actions sont vaines ? Ils risquent ainsi de voir leur programme supprimé et leurs emplois menacés. L'administration publique peut donc, elle aussi, être en conflit d'intérêts, conflit créant une sorte d'inertie bureaucratique peu favorable aux changements.

Devant tous ces obstacles, on comprend que les changements dans les programmes tardent souvent à venir. La cessation des programmes ne va alors véritablement se produire qu'en période de crise, quand cela devient inévitable. La rationalité budgétaire prime alors, enfin, sur la rationalité politique.

CONCLUSION

En conclusion, je voudrais élargir un peu notre réflexion sur le rôle de l'État en général. En dépit des obstacles, il est possible de remettre en cause les différents programmes. Cela prend du courage, de la volonté politique, mais cela se fait régulièrement. En revanche, le rôle de l'État est plus rarement remis en question directement. Les missions sociale, culturelle ou économique de l'État ne sont pas réexaminées globalement. Pourtant, c'est une question essentielle et cette évaluation devrait s'inscrire dans un processus continu.

Au fil des ans, le gouvernement a mis sur pied de nombreux programmes en matière de santé ou d'éducation dont l'accessibilité est garantie à tous les Québécois et à toutes les Québécoises selon le principe de l'universalité ou du « mur à mur ». C'est bien, mais cela représente aussi des engagements budgétaires incompressibles qui réduisent de manière importante la marge de manœuvre du gouvernement pour implanter ou contrôler les autres programmes.

On ne se pose peut-être pas assez la question de savoir si c'est vraiment le rôle de l'État de subventionner les entreprises ou d'offrir des services de garde à bas prix pour toutes les familles, comme on veut le faire avec les garderies à 5 $. Les Québécois et les Québécoises considèrent souvent ces programmes comme un droit et non comme un privilège. Pris isolément, ces programmes peuvent effectivement très bien se justifier et, surtout, être électoralement rentables. Mais, plus globalement, on doit se demander si c'est le rôle de l'État d'intervenir dans ce domaine. Est-ce un service essentiel ? Est-ce aussi la bonne façon d'aider les familles ? Certes, le rôle de l'État est d'être au service de la population et de contribuer, par ses actions, au progrès économique et social de la société. Mais utilise-t-il les bons moyens ? Améliore-t-il la capacité de la société à être plus concurrentielle, à produire plus de richesses mais aussi à établir une meilleure justice sociale ?

Mis à part la rationalité budgétaire et la rationalité politique, la réponse à ces questions reste un jugement de valeur et concerne un choix de société que le système PPBS ne saurait remplacer. En dernier ressort, le PPBS ne constitue un substitut ni au bon jugement ni aux décisions politiques.

CHAPITRE 4

La modernisation du processus budgétaire
Évolution ou révolution ?

LUCIE ROUILLARD

INTRODUCTION

Les résultats financiers de nos gouvernements expriment avec éloquence le changement de philosophie qui s'opère actuellement en matière de gestion budgétaire dans le secteur public. Au gouvernement fédéral, le déficit de 42 milliards de dollars enregistré en 1994 s'est transformé en un surplus de 3,5 milliards pour l'année 1998. L'exercice financier terminé le 31 mars 1999 s'est inscrit dans cette nouvelle tendance. Le gouvernement du Québec a, pour sa part, atteint l'équilibre budgétaire dès l'exercice financier 1999, soit un an d'avance sur le délai fixé dans la *Loi sur l'élimination du déficit et l'équilibre budgétaire*[1]. N'eût été la décision du gouvernement d'affecter des dépenses supplémentaires à des besoins jugés prioritaires, le résultat financier 1998-1999 indiquerait un surplus de 2,9 milliards de dollars. Une situation budgétaire équilibrée ou excédentaire est prévue pour les deux paliers de gouvernement au cours de l'exercice financier 1999-2000.

Pour maintenir une telle performance financière, le gouvernement du Québec, tout comme ceux de l'ensemble des pays industrialisés, a pu compter sur deux atouts de taille : une performance économique exceptionnelle, de même que la mise en place d'un cadre budgétaire très ferme et d'objectifs élevés de réduction des dépenses. Selon le Conseil du trésor du

1. Québec, *Budget 1999-2000 : Plan budgétaire.*

Québec, le consensus obtenu lors de la Conférence sur le devenir social et économique du Québec, tenue en mars 1996, aura exigé des ministères, au cours de la période 1996-2000, un effort pouvant atteindre 8,4 milliards de dollars[2]. De même, des prévisions de meilleure qualité concernant les revenus fiscaux ont contribué à redonner confiance dans un tel processus et ont facilité l'atteinte des cibles budgétaires fixées par le gouvernement.

Nul doute que les changements actuels à l'intérieur du cadre budgétaire sont le reflet d'une transformation plus profonde en cours depuis un certain temps et qui affecte la philosophie gouvernementale en matière budgétaire. Cette transformation se caractérise par le passage d'une philosophie *microbudgétaire* à une philosophie *macrobudgétaire* touchant les dépenses publiques.

Une gestion microbudgétaire est centrée sur les décisions intermédiaires qui concernent les organismes gouvernementaux et les programmes et, traditionnellement, a plutôt tendance à être décentralisée. Le jeu des acteurs, qui est de s'approprier une portion aussi vaste que possible du budget gouvernemental, s'articule souvent autour de la stratégie et de la négociation. Les changements apportés au budget sont marginaux et se traduisent fréquemment par de légères augmentations annuelles. Le contrôle de l'exécution des dépenses, toutefois, demeure entre les mains des organismes centraux, comme le Conseil du trésor, qui limite considérablement la marge de manœuvre des ministères au moyen de règles, de normes, de directives forçant le respect des limites budgétaires imposées par le Parlement.

En revanche, une gestion macrobudgétaire couvre des dimensions budgétaires plus larges, comme le déficit, l'évolution des grands secteurs de dépense, la mesure des tendances économique et démographique ainsi que leur impact sur le budget. Elle s'attarde, enfin, à la position concurrentielle des gouvernements en matière fiscale. Elle a trait aux budgets dans leur totalité en incluant les dépenses incompressibles à court et à moyen terme (intérêts sur la dette, dépenses statutaires, coûts des régimes de pension, activités gouvernementales hors budget). Les décisions de type macrobudgétaire ont tendance à être hautement centralisées. Les enjeux budgétaires, pour leur part, s'expriment par l'évolution en pourcentage du PIB, la concurrence nationale et internationale ainsi que l'équilibre budgétaire et incitent à la décroissance plutôt qu'à la croissance.

Ce chapitre a pour but d'examiner les éléments qui ont marqué le passage d'une gestion microbudgétaire à une gestion macrobudgétaire au Québec. Il vise également à évaluer l'impact de cette nouvelle philosophie

2. Voir Pierre Roy, « La logique d'allocation des ressources au niveau central : responsabilisation et cohérence », Conférence donnée lors du Colloque intitulé : *L'allocation des ressources : les choix et les enjeux*, présenté à Montréal les 23 et 24 octobre 1997, p. 3.

sur le processus budgétaire gouvernemental. Nous en profiterons également pour en faire ressortir l'importance, dans le cadre de la réforme budgétaire du gouvernement du Québec et dans l'intégration des mécanismes de niveau intermédiaire aux politiques budgétaires gouvernementales de haut niveau.

1. VERS UNE MACROBUDGÉTISATION DES DÉPENSES PUBLIQUES

D'entrée de jeu, il est important de bien comprendre que le processus budgétaire du gouvernement du Québec a été structuré de manière à intégrer les grands principes budgétaires associés aux régimes parlementaires. Retenons que, selon le premier de ces grands principes, *l'annualité budgétaire*, l'exécutif gouvernemental a l'obligation de préparer un budget annuel et de le soumettre à l'Assemblée nationale en vue de son adoption. En vertu du deuxième principe, *la limitation budgétaire*, les dépenses engagées par les ministères et les organismes gouvernementaux ne peuvent excéder le montant des crédits qui a été autorisé par l'Assemblée nationale. Le troisième principe, *la spécialisation budgétaire*, précise que les fins auxquelles les crédits budgétaires ont été adoptés doivent êtres respectées. En conséquence, le Conseil exécutif du gouvernement ne peut transférer des crédits qui ont été autorisés par l'Assemblée nationale d'un programme à l'autre sans obtenir une nouvelle autorisation législative. Un dernier principe, *l'équilibre budgétaire*, répond à l'objectif de contrôle requérant des gouvernements de s'assurer que leurs revenus correspondent au budget des dépenses qu'ils font adopter par l'Assemblée nationale.

Ces quatre principes orientent le gouvernement et le limitent dans ses prérogatives budgétaires. De plus, la responsabilité ministérielle, dans notre système parlementaire, assure la neutralité et l'anonymat des fonctionnaires publics en octroyant au ministre la pleine responsabilité des décisions et des actions prises au sein de son ministère. Fondé à l'origine sur une approche presque exclusivement microbudgétaire, le processus budgétaire du Québec s'est transformé graduellement afin d'assurer une meilleure coordination de sa politique budgétaire et de s'ouvrir sur l'environnement économique national et international. De façon plus concrète, on peut identifier quatre phases de modernisation du processus budgétaire.

Phase I : Le processus budgétaire traditionnel

La gestion des budgets publics a débuté à une époque où le principal objectif poursuivi par nos gouvernements était de limiter les dépenses. Un système budgétaire devait permettre d'englober toutes les transactions financières de l'ensemble des ministères et organismes et d'assurer leur imputabilité à l'égard de la législature et des citoyens. Il devait aussi donner l'assurance que les fonds publics étaient gérés avec prudence et parcimonie.

À l'origine, la théorie budgétaire ne prévoyait pas que le budget gouvernemental puisse influencer l'économie et une gestion prudente des deniers publics commandait le respect intégral du principe d'équilibre budgétaire.

Cette conception plutôt étroite de la gestion budgétaire faisait en sorte que le budget gouvernemental se distinguait peu du budget d'une entreprise privée autrement que par son caractère obligatoire et sa sanction législative. En accord avec ce principe, on pouvait s'attendre à ce qu'un gouvernement réagisse rationnellement à une situation de récession économique en coupant sévèrement dans ses dépenses afin de rétablir l'équilibre budgétaire résultant d'une baisse dans les revenus d'impôts. Au moment de la Grande Dépression qui a sévi aux États-Unis et au Canada au cours des années 1930, plusieurs auteurs ont pointé du doigt la politique budgétaire poursuivie par les gouvernements de l'époque comme un facteur déterminant du marasme économique et social.

Phase II : Un premier jalon de la macrobudgétisation : la politique fiscale

La constatation que l'économie ne s'autorégulait pas toujours correctement et l'avènement de la théorie keynésienne conduisirent à l'établissement d'une relation complètement différente entre le budget et l'économie. En fait, l'incidence de la théorie keynésienne sur la théorie budgétaire fut importante à plus d'un égard. En premier lieu, il faut se rappeler que, pour Reyner, l'impact du montant total des dépenses publiques sur la conjoncture économique était un facteur déterminant. En période de récession économique, par exemple, une injection de fonds publics pouvait stimuler l'économie et réduire le chômage ; par contre, en période de surchauffe, une diminution des dépenses publiques aurait l'effet d'un frein permettant à l'économie d'éviter l'inflation. En second lieu, la théorie keynésienne rejetait le principe de l'équilibre budgétaire et prétendait que la politique budgétaire devait surtout permettre de balancer l'économie, et non le budget.

Au cours des années 1940 et 1950, les dépenses gouvernementales étaient en hausse dans la plupart des pays industrialisés. On n'y voyait aucune menace, car on croyait que cette hausse devait s'accompagner d'une croissance plus grande encore de l'économie et que, conséquemment, la taille relative du gouvernement ne ferait que diminuer. Quant aux déficits causés par l'excédent des dépenses sur les revenus publics, ils n'étaient que conjoncturels et résultaient nécessairement d'une action gouvernementale sur l'économie.

Au Québec, il a fallu attendre le début des années 1960, avec la Révolution tranquille, pour voir le gouvernement s'engager sur la voie de la croissance des budgets de dépenses et adopter, du même coup, la philosophie de l'État-providence. À l'instar du reste du Canada et de l'ensemble des pays industrialisés, le gouvernement du Québec allait délaisser graduellement le principe sacré de l'équilibre budgétaire pour adopter une politique budgétaire et fiscale adaptée à ses grands projets économiques et sociaux. Un premier pas vers la gestion macrobudgétaire était franchi avec la prise en considération de l'environnement économique dans la préparation du budget gouvernemental.

La mission sociale du budget était, elle aussi, à l'ordre du jour de la Révolution tranquille. Outre sa fonction de stabilisateur de l'économie, on reconnaissait au budget gouvernemental une fonction d'allocation des biens publics et de redistribution de la richesse collective au moyen des programmes gouvernementaux. Comme pour tous les pays qui s'engageaient sur la voie de la social-démocratie, le gouvernement avait besoin d'un outil budgétaire lui permettant de répartir ses ressources entre divers programmes destinés à réaliser ses objectifs sociaux. En cela, le budget traditionnel, présenté selon l'objet de dépenses, ne permettait pas de faire une allocation efficace des ressources entre les différents programmes. De plus, le format budgétaire ne favorisait pas une analyse rationnelle des programmes, comme le préconisait la nouvelle philosophie de gestion de l'époque basée sur la recherche de l'efficience dans la gestion des programmes publics.

Dès 1970, le Québec, comme le reste du Canada, amorçait l'une des plus importantes réformes budgétaires de son histoire : la mise en place d'un système de rationalisation des choix budgétaires, mieux connu sous le nom de PPBS (*Planning, Programming, Budgeting System*). Dans sa forme initiale, le PPBS consistait essentiellement en une modification comptable du format du budget du gouvernement. En effet, le budget traditionnel était soumis par objet de dépenses (salaires, avantages sociaux, fournitures et équipement, frais d'intérêt, etc.) et mettait donc l'accent sur le contrôle des ressources gouvernementales. Le nouveau budget se présentait sous forme de programmes (enseignement, développement des loisirs, soutien au revenu familial, soins de santé, fonctionnement du système judiciaire, etc.) et favorisait la planification des grands projets gouvernementaux, leur association aux ressources et leur évaluation. Avec l'implantation du PPBS, la durée du cycle budgétaire du gouvernement du Québec passait de six mois à une année complète et se divisait dorénavant en quatre phases : l'établissement de la politique fiscale et budgétaire, la revue de programmes, la préparation des crédits détaillés et l'adoption du budget des dépenses par l'Assemblée nationale.

Le nouveau système portait en lui l'espoir d'intégrer au processus budgétaire une planification à long terme des activités gouvernementales. Cette insistance à placer les grandes missions de l'État (l'éducation, la santé et les services sociaux, la culture et l'économie) au cœur de l'exercice budgétaire et à exiger une planification budgétaire triennale de la part des ministères représente un deuxième stade important du passage d'une microbudgétisation à une macrobudgétisation des dépenses publiques au gouvernement du Québec.

En prenant cette nouvelle orientation de planification, le gouvernement délaissait en quelque sorte l'objectif premier de contrôle des deniers publics qui était traditionnellement le but de la politique budgétaire. D'ailleurs, plusieurs critiques se sont fait entendre à l'époque pour signaler le danger que le nouveau système budgétaire ne rende les deniers publics plus accessibles et plus difficiles à contrôler. De plus, on reprochait au système PPBS l'inefficience causée par un surcroît de paperasserie, les réunions de toutes sortes, l'intrusion des analystes dans des décisions qui devaient être du ressort politique. Au cours des années suivant la mise en place du PPBS, les attaques furent à ce point virulentes que plusieurs modifications furent apportées au système, comme le montre cet extrait d'un rapport interne préparé, en 1978, par le Conseil du trésor du Québec :

> Tous les systèmes modernes et sophistiqués de gestion budgétaire associés au PPBS et expérimentés au Québec depuis 1972 se sont avérés un échec et ont presque tous (à l'exception de la gestion par programme, du moins ce qu'il en reste, et du nouveau mode de contrôle des subventions) été progressivement abandonnés. La planification des dépenses sur une base pluriannuelle, les tentatives de remettre en question les programmes existants (mémoires de programmes), l'évaluation des outputs (mesures d'impact), l'évaluation de l'efficacité administrative (mesures de performance), la rationalisation de l'usage des ressources (prélèvements) n'ont pas produit les résultats escomptés[3].

En somme, une première dénonciation du nouveau système venait contrecarrer les efforts du gouvernement visant à modifier la nature de ses préoccupations budgétaires. Il était alors évident que les préoccupations macrobudgétaires se heurtaient à la dynamique microbudgétaire fortement ancrée dans les organismes publics ; cette dynamique était toujours centrée sur le court terme et caractérisée par une tendance à la croissance continue des dépenses. De plus, une part toujours plus importante des dépenses gouvernementales était soustraite au contrôle législatif de l'Assemblée nationale (en raison des dépenses statutaires, de l'accroissement des crédits permanents affectés aux intérêts sur la dette et du coût des régimes de retraite). Tout cela renforçait l'image d'un budget fragmenté et incontrôlable à plusieurs égards. De 1975 à 1985, le déficit budgétaire du gouvernement du Québec a connu une augmentation annuelle moyenne de 27,4 %. La situation, qui devenait plus préoccupante d'année en année, ne pouvait s'expliquer que par une perte de contrôle conjoncturelle des dépenses publiques.

---

3. Cité dans Clermont Bégin, Bernard Labelle et Françoise Bouchard, *Le budget : le jeu derrière la structure*, Gouvernement du Québec, Commission d'enquête sur les services de santé et les services sociaux, Québec, Les Publications du Québec, 1987, p. 19.

On commençait aussi à craindre l'effet pervers de la politique fiscale. Il était certainement plus facile, d'un point de vue politique, de faire l'annonce d'une hausse des dépenses assortie d'une baisse d'impôt mais, cette façon de faire pouvait expliquer en elle-même une bonne partie du déficit budgétaire chronique auquel, d'ores et déjà, faisait face le gouvernement du Québec.

Phase III : L'échec de la politique fiscale

Dès l'instant où la théorie keynésienne a été adoptée par tous les gouvernements en Amérique du Nord, soit au milieu de la décennie, un nouveau phénomène économique fit son apparition. Avec la récession qui sévissait aux États-Unis et la crise pétrolière de 1974, les pays nord-américains connurent, pour la première fois de leur histoire, de forts taux de chômage combinés à des taux d'inflation très élevés. À l'époque, la situation fut jugée suffisamment nouvelle et suffisamment grave pour qu'on lui donne un nom : la *stagflation* (stagnation économique jumelée à de l'inflation).

Frappé par ce nouveau phénomène comme l'étaient l'ensemble des pays industrialisés, le Québec connaît une situation économique inédite, caractérisée par des taux d'intérêt, d'inflation et de chômage très élevés. Au tournant de 1980, la politique fiscale semble complètement paralysée et impuissante. On comprend de plus en plus clairement que le déficit budgétaire, en croissance incontrôlée, résulte de la situation économique et non d'un choix délibéré de la politique budgétaire. Dans les années 1960, on croyait que le budget pouvait stabiliser l'économie ; en 1980, il est devenu évident que l'économie handicape le budget et que les décisions budgétaires doivent s'adapter à l'économie au lieu de l'inverse. On accède alors à un nouveau stade de la macrobudgétisation : l'impact déterminant de l'environnement économique sur le budget gouvernemental.

De 1986 à 1990, le Québec respire un peu. L'inflation est faible, la progression du PIB excède 4 % et on contrôle bien les taux d'intérêt. Bénéficiant d'une conjoncture économique favorable, le gouvernement du Québec croit pouvoir amorcer un contrôle de son déficit. Mais il doit résoudre un nouveau problème budgétaire de taille : le déséquilibre structurel des dépenses publiques.

À l'aube des années 1990, le budget, en tant qu'instrument de stabilisation économique, est devenu inefficient. On pourrait même affirmer que toute la politique budgétaire est complètement paralysée par l'ampleur de la dette réelle du gouvernement du Québec. Le plus inquiétant est le fait que le déficit conjoncturel soit presque disparu, laissant place à un déficit structurel (un niveau de dépenses trop élevé et une croissance de ces dépenses incompatible avec le potentiel de croissance des revenus). Le gouvernement du Québec est victime à la fois de ses prévisions économiques démesurément optimistes des années 1980, qui ont entraîné une mauvaise évaluation des revenus budgétaires, et d'un courant démographique défavorable (vieillissement de la population) qui crée une pression à la hausse sur les dépenses publiques reliées aux programmes sociaux.

Phase IV : L'intégration des perspectives microbudgétaire et macrobudgétaire

D'un point de vue macrobudgétaire, les sources de l'échec budgétaire du gouvernement du Québec apparaissent maintenant plus clairement : un déficit trop important, des prévisions économiques inadéquates, une portion grandissante de dépenses incompressibles à court terme, un arrimage défectueux entre la gestion microbudgétaire et la politique budgétaire du gouvernement résultant en des messages contradictoires et en un contrôle archaïque des dépenses.

La situation est mûre pour un changement en vue de la modernisation du processus budgétaire au Québec. Dès 1994, le gouvernement s'apprête à compléter l'intégration entre deux perspectives budgétaires qui apparaissaient jusqu'alors irréconciliables : la gestion microbudgétaire, centrée sur la réalisation des projets gouvernementaux des dépenses, et la gestion macrobudgétaire, exigée par la politique économique et la concurrence internationale. C'est la consécration de la relation bidirectionnelle entre le budget gouvernemental et l'économie.

2. LA MODERNISATION DU PROCESSUS BUDGÉTAIRE AU GOUVERNEMENT DU QUÉBEC

Pour bien comprendre la dynamique du changement qui s'opère dans le processus budgétaire du gouvernement du Québec à partir de la seconde moitié des années 1990, il importe de bien situer le processus dans son ensemble, c'est-à-dire en tenant compte de chacun des trois cycles qui le composent : la planification, l'exécution et le suivi budgétaires. Le diagramme suivant montre qu'une attention doit être portée simultanément aux trois cycles, lesquels sont à la fois successifs et concurrents au regard de l'action des acteurs budgétaires.

Dans cette section, nous verrons comment la modernisation du processus budgétaire a transformé chacun de ces cycles afin de permettre l'arrimage des deux volets micro et macro de la politique budgétaire du gouvernement du Québec. Selon une étude comparative réalisée par Dan A. Cothran, les gouvernements des pays industrialisés procédaient déjà, au début des années 1990, à des ajustements importants de leur processus budgétaire pour faire face au nouvel environnement économique mondial. Ces ajustements comportent des éléments très similaires qui peuvent se caractériser de la façon suivante : une forte centralisation du processus de planification budgétaire associée à un contrôle ferme sur le montant total des dépenses, une décentralisation du processus d'exécution budgétaire et, finalement, un suivi budgétaire axé sur un contrôle accru des résultats. Comme nous le verrons dans les pages qui suivent, le Québec a adopté un modèle similaire lors de la modernisation de son processus budgétaire.

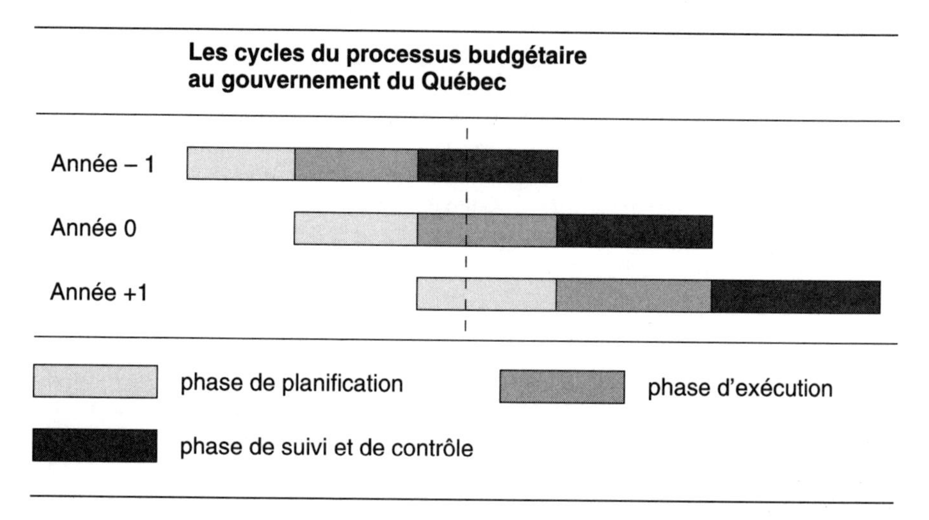

2.1. La centralisation du processus de planification budgétaire

À tous égards, le gouvernement du Québec a accentué son contrôle sur le budget dès la phase de planification des revenus et des dépenses. Sur le plan des revenus, les projections triennales se sont alignées sur les prévisions les plus conservatrices des différents acteurs économiques. Nous sommes loin des prévisions du début des années 1990, qui souffraient d'un excès d'optimisme chronique et conduisaient les gouvernements, année après année, à réajuster le niveau réel des revenus en cours d'exercice et à déclarer des déficits supérieurs aux prévisions.

Ensuite, la *Loi sur l'élimination du déficit et l'équilibre budgétaire*, adoptée en 1996 par l'Assemblée nationale, montre la volonté du gouvernement du Québec d'exercer un contrôle très ferme sur le déficit et sur le montant total des dépenses. Cette loi stipule que le déficit des opérations gouvernementales devra être totalement résorbé en l'an 2000. Toutefois, l'atteinte du déficit zéro ne veut pas dire que la dette du gouvernement du Québec s'éteindra du même coup. Les règles comptables du gouvernement ne prévoient aucune réserve pour l'amortissement de la dette nette. Un déficit zéro implique plutôt la stabilisation de la dette au niveau atteint en l'an 2000.

Le processus montre une troisième caractéristique macrobudgétaire, soit celle d'établir un plan de résorption qui tienne compte d'une juste répartition entre les grands secteurs de dépenses, des contraintes reliées à la structure des dépenses et des priorités gouvernementales. Comme le soulignait M. Pierre Roy, secrétaire au Conseil du trésor du gouvernement du Québec, dans une allocution récente[4],

> Au-delà des choix qui peuvent être guidés par la volonté de mettre à contribution tous les secteurs et tous les types de dépenses, l'allocation des ressources est conditionnée par les priorités gouvernementales. Ainsi, au cours des trois dernières années, on peut constater que l'effort demandé au secteur de la sécurité du revenu a été moins grand que pour les autres secteurs [éducation et santé et services sociaux]. Cela découle de la volonté gouvernementale de protéger les plus démunis à un moment où la conjoncture économique n'était pas favorable.

Le gouvernement du Québec a montré sa volonté ferme de mettre à contribution les grands secteurs de dépenses et de rétablir, pour chacun de ces secteurs, une trajectoire de dépenses qui s'aligne sur la richesse collective des Québécois et sur la capacité réelle de financement du gouvernement. La réforme engagée dans les secteurs de la santé et de l'éducation est éloquente à cet égard. La redéfinition du mandat du Comité des priorités[5], maintenant chargé d'examiner les mémoires touchant l'allocation des ressources du gouvernement avant leur dépôt devant le Conseil des ministres, rend plus concrète cette tendance macrobudgétaire à renforcer la coordination au sommet et à respecter les grandes orientations stratégiques du gouvernement.

Le processus de planification budgétaire a aussi connu une transformation importante sur le plan de la revue annuelle des programmes effectuée par les ministères et les organismes. Dans la perspective microbudgétaire qui existait au cours des années 1970 et 1980, les ministères étaient incités, au moment de la revue de programmes, à promouvoir leurs projets de développement et, conséquemment, à soumettre des demandes de crédits additionnels auprès du Conseil du trésor. La relation entre l'organisme budgétaire central et le ministère prenait ainsi la forme d'une négociation qui

---

4. Citation issue du texte de sa présentation « La logique d'allocation des ressources au niveau central : responsabilisation et cohérence », *op. cit.*, p. 14.

5. Le Comité des priorités a été créé en 1976 par le nouveau gouvernement du Parti québécois récemment élu. Il avait pour mandat d'allouer la marge financière du gouvernement destinée au développement. Il fut abandonné par le Parti libéral en 1985. Le Comité des priorités était formé, en novembre 1998, du premier ministre et de neuf ministres, dont le président du Conseil du trésor, le ministre des Finances, le ministre de la Santé et des Services sociaux, le ministre de l'Éducation, le ministre de l'Emploi et de la Solidarité, ainsi que d'autres ministres sectoriels.

débouchait généralement sur une légère augmentation de l'enveloppe accordée au ministère.

Aujourd'hui, l'enveloppe budgétaire est communiquée sous forme de *cible budgétaire* et est généralement en décroissance par rapport à l'exercice précédent. Au lieu d'une invitation à la négociation, la revue de programmes devient alors un exercice stratégique au moyen duquel les ministères doivent, depuis 1996, préparer des plans ministériels de gestion des dépenses sur une base triennale, plans qui décrivent la manière dont les cibles budgétaires seront atteintes ainsi que l'utilisation des enveloppes globales. Les plans stratégiques favorisent l'adoption d'une perspective à plus long terme et font réapparaître l'enjeu des budgets pluriannuels. Le PPBS, on s'en souvient, avait aussi comme priorité de favoriser l'établissement par les ministères d'une planification budgétaire triennale. Cependant, cette caractéristique avait été rapidement abandonnée par le Conseil du trésor, dans un environnement microbudgétaire où la restriction de l'annualité budgétaire laissait peu de place à une programmation à moyen terme par les ministères et les organismes. Une perspective macrobudgétaire accorde de nouveau une grande attention à la planification à long terme des dépenses gouvernementales.

L'imposition aux ministères et aux organismes de cibles budgétaires nécessitant un effort de compression sans précédent agit profondément sur une culture traditionnellement fondée sur le développement des programmes publics. En adoptant une position de réduction, de rationalisation et de réallocation des crédits, l'État a transformé le rôle qui était traditionnellement dévolu au budget gouvernemental. Ainsi, le budget n'apparaît plus comme une contrainte à la réalisation des objectifs gouvernementaux mais plutôt comme un objet de préoccupation du gouvernement, lui-même soumis à la contrainte de la réalisation des programmes. Il s'agit en soi d'une manifestation subtile mais déterminante de l'impact de la nouvelle philosophie budgétaire du gouvernement sur les programmes. Cela signifie qu'un ministère qui n'arrive plus à atteindre ses objectifs de programmes faute de crédits doit revoir ses objectifs de programmes, et non pas ses budgets.

2.2. La décentralisation du processus d'exécution budgétaire

La période d'exécution budgétaire couvre l'ensemble de l'exercice financier du gouvernement. Suivant l'adoption des crédits pour chaque programme par l'Assemblée nationale, elle s'est fondée, traditionnellement, sur le contrôle des dépenses effectuées par les ministères et les organismes. Dans une perspective microbudgétaire, les contrôles consignés dans la *Loi sur l'administration financière* visaient essentiellement à faire respecter les principes budgétaires de base au moyen de règles, de normes, de directives rigides encadrant les actions des ministères. Les opérations de péremption de crédits venaient compléter ces contrôles lorsque des ajustements étaient nécessaires pour assurer le respect de l'objectif de dépenses.

Instauré à une époque où les budgets croissaient de façon marginale, mais à un rythme régulier, le contrôle traditionnel, encore en place au début des années 1990, était perçu comme une contrainte inutile et démobilisante pour les gestionnaires. En effet, la lourdeur des contrôles centraux ne favorisait guère la créativité et l'innovation qui s'imposaient en raison des nouvelles conditions économiques et budgétaires. De plus, les réajustements à répétition modifiant les dépenses autorisées, réalisés par la péremption de crédits, déstabilisaient les gestionnaires, mettaient en péril l'atteinte des objectifs de programmes et suscitaient des tensions entre le Conseil du trésor et les ministères[6].

L'ajustement microbudgétaire privilégié par le gouvernement du Québec, à partir de 1994, dans le cadre de la modernisation de son processus d'exécution budgétaire comporte trois volets : l'allégement des politiques administratives décrétées par le Conseil du trésor, le principe des enveloppes fermées et la création d'unités autonomes de service. L'allégement des politiques administratives amène l'implantation d'une série de mesures stimulantes, dont une délégation d'autorité accrue, une hausse des seuils d'autorisation de dépenses, une marge de manœuvre accrue pour l'octroi de subventions et de contrats touchant l'acquisition de biens et services, la suppression de la programmation annuelle des dépenses en technologie de l'information et une baisse des exigences en matière de présentations par les ministères.

Le principe des enveloppes fermées stabilise la gestion des budgets de dépenses des ministères en éliminant les opérations de crédits périmés effectuées en cours d'année et en assouplissant les règles de transférabilité des crédits d'un poste budgétaire à l'autre. La création d'unités autonomes de service renforce la dichotomie entre l'élaboration des politiques publiques, d'une part, et la prestation des services gouvernementaux, d'autre part. Le nouveau mode de prestation vise essentiellement à accroître la marge de manœuvre des gestionnaires chargés d'offrir certains produits ou services gouvernementaux et à assurer une plus grande transparence des opérations gouvernementales, dans le but de les mesurer et de les évaluer.

En somme, un des volets les plus importants du grand virage budgétaire du gouvernement s'exprime dans sa volonté de *responsabiliser* les ministères à l'égard des enjeux macrobudgétaires du Québec. La marge de manœuvre accrue accordée aux gestionnaires publics, la volonté de les associer au projet de modernisation du processus budgétaire sont des aspects cruciaux d'une conciliation entre les objectifs de la politique budgétaire du

6. Conseil du trésor. *La responsabilisation budgétaire : un virage culturel.* Notes pour l'allocution de M. Pierre Roy à la journée thématique de l'Institut de la gestion financière du Canada, le 4 octobre 1995, p. 3-4.

Québec et les préoccupations intermédiaires (microbudgétaires) de gestion des programmes publics.

2.3. Un suivi budgétaire axé sur un meilleur contrôle des résultats

Le suivi budgétaire survient après la clôture de l'année financière gouvernementale. C'est le troisième et dernier cycle du processus budgétaire au cours duquel les résultats de l'exercice budgétaire terminé sont mesurés, publiés et évalués. Traditionnellement, le suivi consiste pour le gouvernement, représenté dans ce cas par le Contrôleur des finances, à publier annuellement ses résultats financiers au moyen des *Comptes publics*. L'exécutif exerce également un contrôle *a posteriori* par le biais des mandats de vérification interne réalisés par les ministères sur leurs activités.

La réforme comptable du gouvernement du Québec, visant à améliorer la présentation de ses résultats financiers annuels, touche l'élargissement du périmètre comptable, la prise en compte des obligations relatives aux régimes de retraite des employés gouvernementaux, l'inclusion des immobilisations corporelles du gouvernement à l'état de la situation financière et la création d'une provision pour pertes pour les garanties d'emprunt offertes par le gouvernement à travers ses programmes de relance économique.

Le périmètre comptable d'un gouvernement doit normalement s'étendre à tous les organismes qui ont l'obligation de rendre des comptes à l'Assemblée nationale. Afin de compléter son image financière, le gouvernement a choisi d'intégrer à son périmètre financier, au 31 mars 1998, 86 nouveaux organismes ou fonds spéciaux. En outre, il a régularisé la situation des régimes de retraite en intégrant à son passif une dette de 13 milliards de dollars non comptabilisée jusqu'alors à l'état de la situation financière. Les immobilisations du gouvernement, auparavant exclues des états financiers, représentent maintenant une composante de la dette nette, et un état consolidé des immobilisations est publié. Enfin, une provision pour pertes existe dorénavant pour les garanties d'emprunt accordées par le gouvernement. Tous ces changements ont eu pour conséquence commune d'orienter la comptabilité gouvernementale vers une comptabilité d'exercice analogue à celle imposée aux entreprises du secteur privé. À cet égard, il est intéressant de constater que depuis la grande réforme comptable du début des années 1970, qui délaissait la comptabilité d'entreprise pour adopter le concept de la dette nette, à peu près toutes les modifications apportées aux règles comptables du gouvernement nous ont éloignés du concept de la dette nette pour nous orienter vers une comptabilité d'exercice. Il est réaliste d'envisager que la réforme comptable continuera d'évoluer dans ce sens au cours des prochaines années.

Le mandat du Vérificateur général, qui représente l'Assemblée nationale, est notamment d'assurer la vérification financière des états financiers. Ce mandat a toutefois été considérablement élargi au cours des ans et s'étend maintenant à la vérification d'optimisation auprès de l'ensemble des ministères et organismes du gouvernement du Québec. Ici aussi, l'élan de modernisation du processus budgétaire pousse dans la même direction que celui de l'ensemble des pays industrialisés. Ainsi, la volonté du gouvernement du Québec d'accroître son contrôle sur les résultats de ses interventions publiques s'est concrétisée 1) par un partage de la responsabilité ministérielle entre les sous-ministres et les dirigeants d'organismes, 2) par l'insertion de mesures de résultats dans les rapports annuels des ministères et 3) par une réflexion approfondie sur la mesure et l'évaluation des résultats.

Traditionnellement, selon le principe de la responsabilité ministérielle cher aux régimes parlementaires comme le nôtre, les sous-ministres et autres hauts fonctionnaires ne pouvaient répondre en leur nom en commission parlementaire, bien qu'il ait été relevé que, de 1867 à 1939, certaines commissions recevaient régulièrement les témoignages de fonctionnaires en leur propre nom[7]. Depuis 1995, conformément à la *Loi sur l'imputabilité des sous-ministres et des dirigeants d'organismes publics*, les sous-ministres et dirigeants d'organismes sont imputables de leur gestion devant l'Assemblée nationale et peuvent être convoqués par la Commission de l'administration publique pour donner un compte rendu de certains aspects de leur gestion administrative. Jamais auparavant l'Assemblée nationale n'a-t-elle participé aussi activement à l'évaluation des résultats des ministères et organismes du gouvernement.

L'implantation de nouveaux mécanismes de reddition de comptes vise aussi la publication des plans ministériels de gestion des dépenses et l'inclusion de mesures de résultats dans les rapports annuels des ministères. Cet effort d'arrimage des résultats des ministères aux grandes orientations gouvernementales suscite actuellement une réflexion approfondie sur l'importance d'une information de gestion appropriée pour l'exercice de contrôles *a posteriori* qui exigent une rétroaction rapide sur les résultats pour suivre efficacement et corriger, si nécessaire, la trajectoire opérationnelle et financière d'un ministère. L'évaluation de programmes connaît, elle aussi, un intérêt renouvelé, car elle permet de faire une analyse poussée de la performance économique et sociale passée et future des programmes gouvernementaux.

Les réflexions gouvernementales portent également sur les structures de contrôle, qui sont actuellement divisées entre le Conseil du trésor et le Contrôleur des finances du Québec. À ce propos, la Commission de l'administration publique recommande d'intégrer la fonction contrôle du gouver-

7. Voir à ce sujet l'article de Jean Brien Desrochers, « L'administration publique et le parlement », *Sources ENAP*, vol. 11, n° 6, 1995.

nement à l'intérieur d'une seule entité, le Contrôleur général. Une telle structure, déjà implantée au gouvernement fédéral, permettrait, selon ses promoteurs, de compléter le transfert de la fonction contrôle vers les ministères tout en conférant au Contrôleur général un rôle d'encadrement et de conseil.

CONCLUSION

Les efforts déployés sont sans précédent. Les impacts de la modernisation du processus budgétaire du gouvernement semblent vouloir se répercuter non seulement sur sa situation financière générale mais aussi sur sa position concurrentielle nationale et internationale et sur la prospérité économique attendue du Québec au cours des prochaines années. À plusieurs égards, donc, nous sommes témoins de la réforme budgétaire la plus radicale qu'ait connue notre gouvernement depuis les années 1970 et peut-être même depuis sa création.

La réforme a permis un redressement spectaculaire de la politique budgétaire par le retour à la norme de l'équilibre budgétaire dès l'an 2000. Il faut bien comprendre, cependant, que l'atteinte du déficit zéro n'est pas un gage d'assainissement de la situation financière du gouvernement. En effet, la dette nette, qui est la véritable mesure de la santé financière du gouvernement, ne cesse de s'accroître et à un rythme qui dépasse le niveau du déficit annuel du gouvernement. La réforme comptable, qui consiste essentiellement à faire passer la comptabilité gouvernementale d'une comptabilité de caisse à une comptabilité d'exercice, permet de transférer directement à la dette nette des dépenses qui normalement auraient dû apparaître dans les déficits futurs du gouvernement. Ceux et celles qui oseront jeter un regard sur l'état de la dette nette du gouvernement au 31 mars 1998 (la publication des comptes publics de l'année 1997-1998 était prévue pour le mois de mars 1999) constateront d'eux-mêmes l'impact direct des modifications des normes comptables sur la dette nette. De tels ajustements comptables ont l'avantage, par ailleurs, de ne pas affecter le niveau du déficit pour l'année en cours tout en le réduisant pour les années futures du montant des dépenses qui auront été affectées directement à la dette nette par la voie de la réforme comptable.

Le réajustement des normes comptables gouvernementales n'implique pas nécessairement un assainissement de la situation financière gouvernementale. Celui-ci doit s'appuyer, ne l'oublions pas, sur une véritable résorption de la dette nette, laquelle sera rendue possible grâce à un amortissement annuel de la dette apparaissant dans l'état consolidé des résultats de fonctionnement. De même, l'élargissement du périmètre comptable doit poursuivre des objectifs démocratiques visant une représentation plus juste de la situation financière de l'ensemble du gouvernement à une date donnée ; il ne doit pas être utilisé pour s'approprier des revenus destinés à des fonds réservés à des fins d'assurance (comme c'est le cas, notamment, pour la Commission de la santé et de la sécurité du travail).

Enfin, la valeur des *Comptes publics*, comme outil de reddition de comptes, serait accrue s'il était possible d'établir une correspondance plus étroite entre les prévisions budgétaires gouvernementales (revenus et dépenses) et les résultats apparaissant aux états financiers. Actuellement, les formats budgétaires et financiers permettent difficilement de mesurer l'efficacité des prévisions budgétaires gouvernementales. De plus, les délais de publication des *Comptes publics*, qui varient de neuf mois à un an, réduisent considérablement la valeur des états financiers au moment où le citoyen désire effectuer une analyse de la situation financière du gouvernement.

Les objectifs d'assainissement des finances publiques, nous l'avons vu, ne peuvent être dissociés des objectifs microbudgétaires poursuivis à l'intérieur des ministères et organismes du gouvernement du Québec. À ce sujet, deux points méritent d'être considérés dans la poursuite de la modernisation du processus budgétaire du Québec. D'abord, il est impérieux que le gouvernement se dote de mesures incitatives pour récompenser les gestionnaires publics qui atteignent les objectifs gouvernementaux d'économie et de performance inscrits dans les plans stratégiques et les plans ministériels de dépenses. De plus, les nouvelles normes de contrôle établies dans le cadre de gestion devront tenir compte des risques associés au transfert des contrôles des organismes centraux vers les ministères. Car faute d'accepter une marge d'erreur plus grande dans la gestion des risques reliés aux opérations des programmes, il y a fort à parier que les ministères adopteront des contrôles internes semblables à ceux auxquels on tente d'échapper par la décentralisation.

PARTIE 2

L'ÉLU, L'OPINION PUBLIQUE, LES ACTEURS SOCIAUX ET LE PROCESSUS BUDGÉTAIRE

CHAPITRE 5

L'élu : rouage essentiel ou simple figurant ?

PIERRE P. TREMBLAY ET CHRISTINE BOUT DE L'AN

Dans la première partie de cet ouvrage, nous avons eu une vue d'ensemble du processus budgétaire au Québec : son historique, les modifications qui y ont été apportées, les acteurs en cause, les procédures et les méthodes employées, etc. Nous voulons maintenant présenter une dimension essentielle de ce processus dans un régime démocratique : le rôle de l'élu dans le contrôle des dépenses budgétaires.

La question de l'élu est essentielle à l'intérieur d'une démocratie, car elle pose la question de la souveraineté populaire dans le gouvernement des affaires publiques. Au Canada, nous vivons sous un régime parlementaire de type britannique où la souveraineté des assemblées parlementaires est centrale. Le parlementaire est garant de la représentation des citoyens et, plus encore, consent, au nom des contribuables de son comté, aux diverses mesures budgétaires. Le principe du consentement de l'impôt est en effet un des fondements des régimes parlementaires depuis la Grande Charte de 1215. Cette charte, appelée la « Magna Carta », a été rédigée sous le règne de Jean Sans Terre et elle institutionnalise, pour la première fois, le pouvoir de contrôle officiel des barons sur toutes les décisions concernant l'impôt par l'entremise d'une instance appelée le « Conseil Commun », ancêtre de nos assemblées parlementaires.

De nos jours, la participation de l'élu au processus budgétaire conserve, à notre sens, une pertinence originale. On peut même prétendre que l'élu exerce un droit de regard souverain sur l'action du gouvernement et peut se prévaloir d'un certain contrôle sur les dépenses publiques. Ce contrôle s'exerce toutefois à des « moments » charnières de la vie politique. Le débat et le vote sur l'autorisation parlementaire des crédits de dépenses en constituent un. Au cours de cette phase, le Parlement vote le budget des crédits proposé par le gouvernement. Ce faisant, il affirme son rôle de contrôle démocratique sur l'action de l'exécutif. On peut cependant se demander de quelle nature est ce rôle et de quelle façon il est possible de l'évaluer. Ce contrôle est-il réel et efficace ou bien n'est-il qu'une simple procédure dont le déroulement est prévu d'avance ? En d'autres termes, l'élu est-il un rouage essentiel de l'adoption et du contrôle budgétaire ou n'est-il qu'un simple figurant sur la scène politique au service de son seul parti d'appartenance ?

À première vue, il nous apparaît clairement que, sur le plan des principes constitutionnels, l'élu est un rouage essentiel du contrôle démocratique des dépenses publiques car il incarne, en tant que représentant des citoyens, le droit de regard souverain du peuple sur le pouvoir exécutif. Ce droit de regard est un des fondements sans lesquels la démocratie n'existerait pas en tant que telle. Lorsqu'il est question du budget, ce droit de regard nous semble encore plus précieux et indispensable étant donné que le budget est un des outils fondamentaux de toute politique gouvernementale. Il est, en quelque sorte, l'aboutissement du processus politique et électoral, parce qu'il est l'instrument premier dont un gouvernement dispose pour mettre en œuvre sa politique. Cependant, un tel instrument serait une arme trop puissante sans le contrôle parlementaire sur le budget qui permet l'existence d'un contrepoids démocratique en dehors duquel le régime parlementaire n'aurait pas de véritable signification.

L'observation de la réalité nous incite toutefois à remettre en question la valeur de ce contrôle, de même que sa qualité et son intensité. Le rapport rédigé par Denis Vaugeois et publié en 1982 dont l'intitulé est *L'Assemblée nationale en devenir* conclut que le contrôle *a priori* exercé par les assemblées parlementaires sur les dépenses publiques s'est révélé relativement inefficace par le passé. Ce rapport va jusqu'à recommander la suppression totale du contrôle. Pour Vaugeois, l'autorisation parlementaire sur le budget est une formalité sans réelles conséquences. Les élus de la majorité ne feraient qu'adopter de façon automatique le budget de dépenses proposé par le gouvernement, sans possibilité d'en discuter le contenu.

Vu sous cet angle, l'élu peut offrir l'image d'un simple figurant tant ses marges de manœuvre semblent être réduites, voire inexistantes. Nous ne pouvons pas refuser d'envisager une telle perspective, car elle prend en considération une opinion générale largement répandue chez les observateurs de la scène parlementaire. De plus, selon certains auteurs québécois, Claude Forget ou André Bernard par exemple, le pouvoir de l'élu en matière de finances publiques serait assez faible dans un régime de type britannique.

Pour bien discuter de cette question, il nous semble indispensable d'examiner les diverses dimensions de ce type de contrôle – en fait le processus budgétaire proprement dit –, les limites qu'il impose ainsi que les autres contraintes susceptibles de réduire le rôle de l'élu. Au nombre de ces contraintes, on peut citer le principe de l'initiative exclusive de l'exécutif, la discipline de parti, les contraintes administratives et l'accroissement du nombre des entreprises d'État. Il nous faut également tenir compte de la qualité et de la quantité de l'information que l'élu reçoit dans l'exercice de l'examen du budget, et ce, afin de savoir si le simple député est en mesure de juger efficacement de la valeur et des objectifs d'un budget. Pour cette partie, nous proposons de faire une analyse des rapports du Vérificateur général du Québec. Auparavant, et pour mieux cerner le débat, nous allons situer cette question dans le temps et dans la littérature.

1. LES ORIGINES DU CONTRÔLE PARLEMENTAIRE

Il est opportun de se pencher sur les origines du consentement de l'impôt et de remonter dans l'histoire pour comprendre le processus du contrôle parlementaire sur le budget dans le système britannique. La Grande Charte ou « Magna Carta » est le texte fondateur du principe du consentement de l'impôt. C'est le premier grand texte connu dans le monde occidental (63 articles) qui définit les droits et les devoirs des uns et des autres. Ce texte a vu le jour à la suite des troubles suscités au XIIIe siècle par les rebellions anarchiques des barons anglais contre le pouvoir royal à l'issue desquels le roi a dû assurer des privilèges à ses vassaux. Ainsi, en même temps que la royauté garantissait l'unité du royaume, émergeait progressivement l'idée d'une assemblée délibérante devant faire contrepoids à la puissance de la monarchie.

On pourrait voir la Grande Charte comme un catalogue de privilèges ne constituant pas à proprement parler une déclaration solennelle de droits. Toutefois, son esprit général plutôt « modéré » (consentement préalable des barons à la levée de nouvelles aides, légitimité de l'insurrection contre le roi s'il reniait ses engagements, etc.) amènera ce texte à devenir l'une des bases du parlementarisme britannique et un symbole juridique. C'est le douzième article de la Charte qui établit précisément le consentement de l'impôt. Il y est dit qu' « aucun écuage ou aide ne sera établi dans notre royaume sans le consentement du commun conseil de notre royaume, à moins que ce ne soit pour le rachat de notre personne, la chevalerie de notre fils aîné et le mariage de notre fille aînée, une fois seulement et, en ce cas ne sera levée qu'une aide raisonnable[1] ». Cet article est à l'origine du principe qui est à la base du système parlementaire britannique : « *No Taxation Without Representation*[2] ».

1. Jean-Jacques Vincensini, *Le livre des Droits de l'Homme : histoire et textes de la Grande Charte aux plus récents pactes internationaux*, Paris, R. Laffont, 1985, p. 41.
2. « Pas d'impôt sans représentation. »

Le Québec a hérité du régime parlementaire britannique, ce qui, par conséquent, fait du contrôle parlementaire de l'impôt un des principes fondateurs de notre démocratie. La question que nous posons est de savoir si ce principe est efficace dans les faits ou si ce n'est qu'une vue de l'esprit. Cette question n'est pas sans importance, bien au contraire, car ce qui est en jeu est le regard souverain des citoyens sur les dépenses publiques.

2. LE CONTRÔLE PARLEMENTAIRE EN DÉBAT

La littérature qui traite des dépenses publiques accorde assez peu de place à la question du contrôle parlementaire du processus budgétaire. Le parlementaire, en matière de contrôle de l'exécutif, est admis comme ayant un rôle faible en influence et limité constitutionnellement. Claude Forget le résume bien : « Dans notre régime de type britannique, le contrôle parlementaire, que ce soit du budget ou de la législation, revêt un sens très limité : il ne peut guère avoir pour objectif de modifier les initiatives gouvernementales mais tout au plus de rendre explicite, par un débat public, la raison ou la déraison dont s'inspire le gouvernement dans ses décisions législatives ou budgétaires qu'avalisera le Parlement[3] ». Le régime de type britannique ne permet pas, en effet, au parlementaire d'amender les projets de loi budgétaire du gouvernement. Pour Forget, la faible influence que les parlementaires exercent sur les budgets a une conséquence sérieuse, à savoir un accroissement des dépenses publiques. Il écrit : « Très souvent, le contrôle parlementaire équivaut, dans l'ensemble, à une pression significative en faveur de dépenses publiques accrues[4]. »

L'idée du peu d'influence réelle du parlementaire est largement répandue chez les auteurs qui ont étudié de près la fonction du parlementaire au Québec. L'un de ceux-ci, André Gélinas, a fait une étude approfondie du rapport entre les parlementaires et l'administration au Québec dans les années 1960. Il a conclu, au terme de sa recherche, que le parlementaire, dans le système britannique, a un rôle dépourvu d'initiatives et qu'il n'a pas d'influence immédiate sur la politique gouvernementale. Il est bel et bien parvenu à la constatation que le parlementaire adopte la législation presque automatiquement, sans exercer de réel contre-pouvoir. En revanche, Gélinas insiste pour considérer que le pouvoir du parlementaire se situe ailleurs, dans « le maintien de la légitimité du système, l'intégration sociale d'une population et la cristallisation des problèmes[5] ».

---

3. Claude Forget, « Le contrôle des dépenses publiques au Québec », dans *Le gouvernement parlementaire*, vol. 3, n° 2, printemps 1982, p. 3.

4. *Ibid.*

5. André Gélinas, *Les parlementaires et l'administration au Québec*, Québec, Presses de l'Université Laval, 1969, p. 67.

André Bernard insiste beaucoup, lui aussi, sur l'aspect symbolique de la fonction du parlementaire. Selon lui, le contrôle parlementaire du processus budgétaire serait avant tout un exercice de légitimation. Par ailleurs, il soutient l'idée que le pouvoir des parlementaires sur le processus budgétaire est plus qu'une simple formalité. Celui-ci résiderait, selon Bernard, dans le vote même du budget : « L'autorisation n'est pas une simple formalité puisqu'elle est toujours précédée de longues discussions[6]. » André Bernard insiste également pour dire que le contrôle parlementaire des budgets est une phase essentielle à la cristallisation et à la diffusion des débats autour du budget. Cette autorisation a plusieurs fonctions. Elle impose, d'abord, des contraintes aux équipes dirigeantes (publication des prévisions budgétaires [dépenses et revenus] et des comptes publics). De plus, elle fait connaître les choix des équipes dirigeantes en matière de finances publiques. Les six jours de discussion (selon la règle des débats) qui suivent le discours du budget permettent de vérifier la solidité et le bien-fondé des choix de l'exécutif. L'approbation de ces choix leur confère une légitimité politique importante. Enfin, André Bernard souligne que l'autorisation parlementaire pose la question de la confiance entre le gouvernement et l'assemblée. Tout cela ne doit pas nous faire perdre de vue le fait que les parlementaires n'ont pas le pouvoir d'influencer la préparation du budget (malgré la réforme de 1984 qui élargit l'intervention des parlementaires en commission parlementaire afin qu'ils puissent formuler des critiques ou réclamer des explications[7]).

Bien que les auteurs qui se sont penchés sur le rôle des parlementaires affirment d'une seule voix que ce rôle est limité, ils reconnaissent dans un même élan qu'il est essentiel à la légitimité des décisions publiques et au bon équilibre du débat politique. Tous les points de vue sur la question insistent sur son caractère démocratique. Ils sont tous d'accord pour voir le parlementaire comme un rouage essentiel du système démocratique. André Gélinas, par exemple, le dit très clairement lorsqu'il écrit que le parlementaire a une pluralité de rôles, mais qu'il a surtout une fonction politique symbolique[8].

Par ailleurs, si l'on examine de près la participation réelle du parlementaire au processus budgétaire, on se rend vite compte que la préparation du budget se fait sans lui. L'analyse de Douglas Hartle est, à cet égard, significative. Hartle a analysé la production d'un budget étape par étape. Il a montré ainsi que la politique budgétaire n'est pas construite par les parlementaires mais par les différents ministères, le ministère des Finances étant

6. André Bernard, *Politiques et gestion des finances publiques*, Québec, Presses de l'Université du Québec, 1992, p. 301.

7. *Ibid.*, p. 329.

8. A. Gélinas, *op. cit.*, p. 69.

prééminent dans la fourniture des avis économiques, dans l'implantation de la structure fiscale et dans la stabilisation des politiques. De plus, il a constaté que le budget au complet porte la marque personnelle du ministre des Finances[9]. Pour lui, l'étape parlementaire constitue seulement un « dénouement[10] » du processus budgétaire. Hartle décrit bien les deux cas de figure possible : a) le Parlement désavoue la politique budgétaire et le gouvernement doit se démettre ; b) le Parlement approuve la politique budgétaire sans désavouer le gouvernement. Dans ces deux cas, le Parlement donne l'impression de posséder une marge de liberté et d'être capable d'agir sur les décisions du gouvernement. Cependant, la capacité de désavouer la politique gouvernementale demeure très limitée. Elle est possible uniquement dans le cas d'un gouvernement minoritaire où une alliance des partis de l'opposition parviendrait à renverser le gouvernement élu. On mesure, au moment du vote du budget, la loyauté au parti[11] ; la discipline de parti joue alors un rôle fondamental dans l'approbation des politiques budgétaires. Ce n'est pas la seule contrainte que subit le parlementaire. Le processus formel lui-même impose un cadre restreint au vote du budget.

3. LE PROCESSUS FORMEL

La procédure administrative détermine la capacité des parlementaires à intervenir sur les questions budgétaires. L'autorisation parlementaire des crédits de dépenses comporte ainsi trois phases : le dépôt, l'examen et le vote. Ce processus limite nécessairement, dans le temps, l'examen des budgets. Les élus, du moins au Québec, ont trois mois, à partir du dépôt des crédits, effectué à la fin du mois de mars de l'année en cours, pour l'examiner et convoquer les ministres et les autres responsables devant la commission parlementaire. Vingt-sept ministères sont concernés ainsi que de nombreux organismes. Il est donc difficile pour le simple élu d'avoir une vue d'ensemble, d'autant plus que le budget est décomposé en tranches pour justement permettre un examen plus précis des dépenses par programmes. Un député siégeant dans une des huit commissions parlementaires ne peut ainsi examiner à fond qu'une partie du budget. En outre, le temps de parole d'un membre d'une commission est limité, alors que les ministres peuvent parler autant qu'il est nécessaire pour répondre de leurs crédits[12]. À propos du temps de parole, les remarques que fait André Bernard nous semblent éclairer

9. Douglas Hartle, *The Revenue Budget Process of the Government of Canada : Description Appraisal and Proposals*, Toronto, Canadian Tax Foundation, Canadian Tax Paper n° 67, avril 1982, p. 37.

10. *Ibid.*, p. 30.

11. *Ibid.*, p. 32.

12. A. Bernard, *op. cit.*, p. 307.

l'utilisation stratégique qui en est faite. Selon ce dernier, les parlementaires qui appartiennent à la formation politique majoritaire, et qui dominent en nombre dans chaque commission, peuvent utiliser leur temps de parole au maximum si la consigne est de limiter le temps disponible pour l'opposition et de restreindre au minimum la discussion des éléments de programmes les plus controversés. Il s'ensuit que, parmi les crédits qui pourraient être critiqués, il en est qui échappent à la discussion, que ce soit en raison d'une stratégie de la majorité ou d'une intervention des membres de l'opposition au sujet des premiers crédits examinés[13]. Au terme de l'examen des crédits, on peut procéder à la présentation du projet de loi des crédits, lequel est adopté en une seule séance et sans débat, ayant déjà fait l'objet de discussions préalables en commission.

On voit donc combien la procédure de l'autorisation parlementaire des crédits impose un cadre relativement restrictif à l'élu, et ce, dans des délais et des conditions qui l'empêchent d'avoir une vision globale du budget. Il ne peut, en fin de compte, qu'avoir une vision spécialisée et partielle du budget total. À cette contrainte liée à la procédure s'en ajoutent d'autres qui viennent réduire encore la capacité de contrôle de l'élu en matière budgétaire.

3.1. L'initiative exclusive de l'exécutif

Au Canada, contrairement à ce qui se fait dans d'autres pays, en France ou aux États-Unis par exemple, le système constitutionnel ne permet pas aux parlementaires d'apporter un amendement à la loi des crédits. Une fois déposé, le budget ne peut être modifié. Il est autorisé dans son ensemble ou rejeté totalement, mais toute modification partielle est impossible. Cela constitue une contrainte énorme pour les parlementaires qui peuvent débattre sur le budget, sans jamais avoir la possibilité de le modifier.

Par ailleurs, cette contrainte n'empêche aucunement les élus de forcer les autorités à apporter une justification à leurs choix budgétaires. Nous pouvons donc redire que le droit de regard démocratique est assuré au moment de l'examen du budget. Les débats sur les questions budgétaires donnent aussi la possibilité de médiatiser les décisions budgétaires du gouvernement. Dans le système de type britannique, c'est surtout dans ces débats que réside le véritable contrôle démocratique. La médiatisation des débats n'est pas une activité à dédaigner. Dans un pays comme le Canada, où la liberté d'expression est un droit reconnu, les débats des parlementaires ont des échos dans les médias et dans l'opinion publique. Or, dans un régime démocratique, nul gouvernement ne saurait être insensible à l'image qu'il projette auprès des électeurs. La visibilité des débats parlementaires grâce aux médias crée donc un garde-fou non négligeable dans le contrôle des

13. A. Bernard, *op. cit.*, p. 308-309.

budgets. Cette couverture médiatique du budget est cependant aléatoire. Elle dépend notamment des pratiques journalistiques, de la nature et de l'importance des autres faits d'actualité. Le risque demeure toujours que l'information soit mal diffusée ou qu'elle le soit de façon biaisée.

3.2. La discipline de parti

Sur une question aussi fondamentale que les questions budgétaires, les parlementaires doivent suivre une ligne de parti, car la politique qui y est exposée engage le gouvernement. Le vote du budget n'est pas un vote libre. C'est avant tout un vote partisan. Si une loi de crédits lui est refusée, un gouvernement perd *de facto* sa légitimité et, selon la pratique politique courante, il doit démissionner. Le parti au pouvoir a ainsi tout intérêt à rappeler ses parlementaires à l'ordre afin que la majorité vote d'un bloc pour le budget proposé. L'élu qui refuserait la discipline de parti prend le risque, bien réel, d'être exclu du caucus et de devoir siéger en tant qu'indépendant.

Quel serait, dès lors, le véritable rôle du simple député ? Dans ce cas-là, le député apparaît comme un figurant sous la tutelle de sa propre formation politique.

3.3. Contraintes plus administratives

Les crédits de dépenses se divisent en crédits à voter et en crédits permanents. Les crédits permanents sont transmis pour information. On peut estimer que la proportion de ces crédits qu'on ne vote pas est significative : en 1996-1997, 30,3 % du total des crédits étaient des crédits récurrents. Cela signifie qu'environ le tiers du budget est automatiquement reconduit chaque année et n'est soumis à aucun contrôle parlementaire. L'accroissement des crédits qu'on ne vote pas vient limiter d'autant plus le rôle du député qu'il ne nécessite aucune action d'autorisation de la part du Parlement.

Il faut, de plus, signaler le fait que depuis quelques décennies les dépenses incompressibles liées, par exemple, aux conventions collectives ou aux intérêts de la dette publique accaparent la majeure partie des crédits budgétaires.

Or, si le budget est composé en grande partie de dépenses déjà autorisées ou incompressibles, quelle valeur réelle peut-on accorder au rôle souverain du Parlement dans le domaine budgétaire ? Somme toute, le député ne se prononce effectivement que sur la partie congrue des dépenses publiques.

3.4. Les entreprises d'État

Un autre facteur d'érosion du pouvoir du député en matière budgétaire, moins connu celui-là, est la multiplication des sociétés d'État. Il est important de dire ici que les entreprises d'État ne sont pas affectées par les principes d'unité et d'universalité budgétaires, c'est-à-dire que leur budget n'apparaît pas dans le document unique des crédits déposé à l'Assemblée nationale. Les entreprises d'État prennent bien souvent la relève des ministères pour la réalisation d'objectifs économiques, sociaux, voire culturels. De ce fait, elles sont liées, par la bande, aux revenus et aux dépenses de l'État. Sans rouvrir le débat sur la pertinence et l'efficacité du recours aux entreprises d'État, on peut affirmer qu'une des conséquences en est la soustraction d'une partie de l'action gouvernementale au contrôle du député.

4. LA QUALITÉ DE L'INFORMATION

L'information que reçoit le parlementaire est un outil fondamental pour juger des plans de dépenses publiques. C'est par rapport à cette information que le député pourra se faire une opinion sur les programmes de dépenses. Ses sources d'information sont multiples mais on peut en citer deux principales : les documents budgétaires, comprenant notamment le livre des crédits, qui regroupe toutes les informations sur les dépenses, et le rapport du Vérificateur général dont une partie de la mission consiste à examiner et à commenter, pour le compte de l'Assemblée nationale, l'utilisation des crédits par l'Administration. Nous approfondirons plus loin l'apport du Vérificateur général.

La question de la présentation de l'information, nous l'avons vu dans le texte de l'ancien ministre Raymond Garneau, est centrale. La réforme budgétaire dont ce dernier est l'auteur et qui est entrée en vigueur en 1973-1974 a eu pour préoccupation, entre autres, d'améliorer la clarté et la pertinence du livre des crédits. Dans un souci de rationalisation des choix budgétaires, on est passé d'un exposé des crédits selon le secteur à un exposé des crédits par programmes (PPBS). La présentation par programmes permet de cerner immédiatement la répartition des crédits en fonction des objectifs, alors que l'ancienne présentation était plus technique et plus comptable, donc plus difficile à lire, et, par conséquent, moins parlante pour un élu.

Par ailleurs, le Vérificateur général est une ressource importante et officielle dont les parlementaires disposent concernant l'utilisation des fonds publics. C'est un observateur indépendant du gouvernement doté du pouvoir d'examen sur l'Administration. La lecture des rapports rédigés par le Vérificateur général du Québec nous enseigne que l'information dont disposent les parlementaires sur la gestion financière des organismes et ministères publics est bonne, mais qu'elle demeure insatisfaisante.

Pour bien comprendre le problème, rappelons que la mission du Vérificateur est claire :

> La *Loi sur le Vérificateur général* a pour but premier de donner à l'Assemblée nationale un outil pour contrôler l'utilisation des fonds publics, c'est-à-dire ceux du gouvernement, de ses organismes et de ses entreprises. Elle permet aux parlementaires de s'assurer que la gestion est faite avec un souci d'économie, d'efficience et d'efficacité. [...] En vertu de sa loi constitutive, le Vérificateur général relève de l'Assemblée nationale à laquelle il est tenu de présenter un rapport une fois l'an. Compte tenu de sa nécessaire liberté d'action, le législateur l'a mis à l'abri de toute subordination, directe ou indirecte, par rapport à l'entité vérifiée. Ainsi, son indépendance est entière et indiscutable[14].

Le Parlement possède donc en principe, dans les rapports du Vérificateur général, une source d'information exceptionnelle et privilégiée. Le Parlement est traité en client unique[15] et le Vérificateur tire du Parlement le monopole de la vérification des budgets des ministères et organismes. Cependant, l'étude des fonds publics qu'il réalise doit être très objective et très précise, afin que les parlementaires puissent avoir un aperçu très réel de la situation de l'ensemble de l'appareil administratif de l'État.

Ne perdons pas de vue, toutefois, que la complète objectivité est un idéal difficile, voire rarement atteint. Peu d'organisations peuvent se targuer de toujours apporter une information objective et exhaustive. La rédaction d'un document, quelles que soient sa nature et sa finalité, implique des choix de données, de thèmes et une ordonnance mentale. Il en résulte forcément quelques biais d'information.

La mise en forme de l'information est inévitablement influencée par plusieurs facteurs : les facteurs liés aux contraintes inévitables de la collecte de l'information et ceux qui sont liés à la mission même du Vérificateur. Pour recueillir les données, il faut d'abord que le Vérificateur en ait les moyens matériels et le temps nécessaire. En termes de moyens matériels, le Vérificateur général dispose tout de même d'une équipe importante. Chaque rapport annuel décrit, de façon assez précise, l'activité de cette équipe et on peut croire que la stabilité de celle-ci et les techniques employées sont des éléments dont dépend la qualité de sa vérification. On a déjà pu lire dans un des rapports annuels :

> Le Vérificateur général a poursuivi son but de réaliser ses activités de vérification avec un souci d'efficience et d'efficacité. Le raffinement apporté à l'approche de vérification d'attestation financière, l'utilisation

14. Le Vérificateur général du Québec, *Rapport du Vérificateur général à l'Assemblée nationale pour l'année 1993-1994*, Québec, 1994, p. 5.

15. « Client » est le terme explicitement utilisé dans les rapports du Vérificateur général du Québec pour qualifier le Parlement.

accrue de techniques informatisées de vérification, ainsi que l'expérience et la compétence acquises par le personnel en raison d'une plus grande stabilité des équipes de vérification auprès de la même clientèle, ont permis d'atteindre cet objectif[16].

De plus, le nombre d'heures allouées à sa mission dépend des restrictions budgétaires et de la *Loi sur la réduction du personnel dans les organismes publics et l'imputabilité des sous-ministres et des dirigeants d'organismes publics.* Par exemple, le nombre d'heures attribuées à la vérification a diminué entre 1993-1994 et 1994-1995 : 248 157 heures en 1993-1994 contre 244 300 heures en 1994-1995[17].

Par ailleurs, la qualité de l'information fournie aux parlementaires tient aux facteurs liés à la mission même du Vérificateur général.

En effet, sa mission lui demande de compiler des informations comptables complexes et, dans le même temps, de les rendre facilement accessibles aux députés qui, on le conçoit aisément, ne sont pas forcément des experts en la matière. Il y a donc une nécessité de vulgarisation des données et une mise en évidence des enjeux principaux. Ne serait-ce qu'à cause de la somme énorme de l'information, un tri est nécessaire.

En outre, le Vérificateur général a pour mission de « formuler des opinions sur les états financiers et faire part, dans son rapport à l'Assemblée nationale, des résultats découlant de ses travaux de vérification qui ont déjà été communiqués aux gestionnaires ou des sujets qui méritent d'être portés à l'attention des parlementaires[18] ». Or, qui dit « formuler des opinions » dit « interpréter des résultats ». Il y a là un choix, une orientation inévitable de l'information, la mise en lumière de certains aspects et l'oubli de certains autres. Le Vérificateur et son équipe sont conscients qu'ils fournissent une interprétation des données et cette démarche est comprise dans son rôle même. Pour apporter l'information la plus claire et la plus accessible possible aux parlementaires, ils doivent la hiérarchiser, la résumer et en donner une lecture facilitée.

4.1. Accès concret des parlementaires au rapport du Vérificateur général

Comment les parlementaires ont-ils concrètement accès au rapport du Vérificateur général ? Le Vérificateur est reçu chaque année par la Commission des administrations et du budget pour faire part de ses résultats. Au

16. Le Vérificateur général du Québec, *Rapport du Vérificateur général à l'Assemblée nationale pour l'année 1994-1995*, Québec, 1995, p. 406.
17. *Ibid.*, p. 406.
18. Le Vérificateur général du Québec, *Rapport du Vérificateur général à l'Assemblée nationale pour l'année 1995-1996*, Québec, 1996, p. 215.

cours des dernières années, il semblerait que la participation du Vérificateur général aux commissions parlementaires se soit intensifiée. Dans son rapport de l'année 1994-1995, le Vérificateur souligne de plus que le temps consacré à l'analyse de son rapport par les parlementaires a également augmenté : alors que 7 heures étaient traditionnellement consacrées à l'analyse du rapport, ce temps est passé à 44 heures en 1993-1994 et à 31,5 heures en 1994-1995 (31,5 heures également pour le tome I du rapport 1995-1996).

L'accès à l'information est primordial pour que le travail du Vérificateur soit pris en considération. Il y a quelques années, le Vérificateur a cru bon d'améliorer encore les conditions d'accès à l'information. Pour l'année 1995-1996, le rapport à l'Assemblée nationale a ainsi été divisé en deux tomes, le premier étant déposé au printemps et l'autre, à l'automne. « Cette nouvelle façon de procéder vise à informer plus rapidement les parlementaires des résultats des travaux de vérification afin qu'ils soient en mesure de réagir en temps opportun[19] ».

De plus, le Vérificateur général publie un document de synthèse pour faciliter la lecture de ses conclusions : « Afin de faciliter la tâche des membres des commissions parlementaires, le Vérificateur général leur a fait parvenir, en début de la nouvelle législature, un document spécial. Il s'agissait des synthèses des recommandations qu'il a formulées au cours des années 1989 à 1993 auxquelles des suites n'avaient toujours pas été données. Le document a suscité beaucoup d'intérêt et cette initiative a été fort appréciée[20] ».

Toujours sur cette question de l'accès au rapport annuel, il est à noter que les outils informatiques et l'élaboration de la méthodologie dont dispose le Vérificateur ont largement évolué durant les vingt dernières années, ce qui lui permet d'améliorer son rôle d'expert auprès du Parlement. Dans cet esprit, le Vérificateur entend prendre le virage technologique et comme il le dit lui même « maîtriser les technologies de l'information, compte tenu des nouveaux outils informatiques plus performants et du milieu où s'exercent les activités de vérification[21] ». Le contrôle parlementaire des dépenses publiques n'a pas été pensé en fonction de la modernisation des moyens d'information, mais selon des principes politiques supérieurs. Il semblerait que la tendance soit au contrôle objectif des dépenses publiques, non plus en vertu des principes, mais en fonction des possibilités objectives de vérification. Bien que la démocratie dont nous avons parlé au début du chapitre n'ait pas attendu la technologie pour exister, celle-ci semble la servir de mieux en mieux.

---

19. Le Vérificateur général du Québec, 1995, *op. cit.*, p. 407.
20. *Ibid.*, p. 407.
21. Le Vérificateur général du Québec, 1996, *op. cit.*, p. 219.

4.2. Nature des moyens dont dispose le Vérificateur général

Le Vérificateur dispose d'une administration pour exécuter ses travaux de vérification. Cette administration répond aux règles régissant toute organisation administrative et en comporte les mêmes forces et les mêmes faiblesses. L'analyse stratégique nous a enseigné qu'il subsiste toujours, et en tout temps, une marge d'erreur et une zone d'incertitude dans les résultats d'une administration. Dans le cas particulier du Vérificateur, il faut bien voir que nous sommes en présence d'une administration devant contrôler une autre administration.

Les agents de vérification sont envoyés sur le terrain et ils doivent entrer en contact avec les organismes pour effectuer des travaux de vérification d'attestation financière. Les rapports font preuve d'une grande transparence sur les activités de l'équipe du Vérificateur. Celles-ci sont considérables. Pas moins de 104 rapports ont été acheminés à la direction du Vérificateur en 1994-1995[22]. Le rapport officiel rendu à l'Assemblée nationale est un condensé ou, plus exactement, une sélection de ces 104 rapports. Nous en conclurons donc que, d'une part, l'information est nécessairement réduite et interprétée, et, d'autre part, que l'administration du Vérificateur connaît des lourdeurs organisationnelles irréductibles.

Pour assurer son fonctionnement, le bureau du Vérificateur général doit compter sur une excellente collaboration des unités administratives du gouvernement. Habituellement, cette collaboration s'établit avec une certaine facilité. Les organismes vérifiés comprennent le bien-fondé de l'action du Vérificateur et en réalisent rapidement les avantages. On a pu lire que : « Pour ce qui est des entités vérifiées, l'expérience passée a démontré qu'elles mettent en application les recommandations du Vérificateur général dans trois quarts des cas [...][23]. »

4.3. Facteurs liés aux contraintes extérieures

Par ailleurs, le Vérificateur a déploré que, par le passé, l'accès aux comptes des entités n'ait pas été complètement satisfaisant. En effet, depuis de nombreuses années, le Vérificateur général se plaint de la reddition incomplète des comptes des entités vérifiées au point de promouvoir l'idée d'une loi-cadre rendant obligatoire une reddition exhaustive des comptes.

Malgré la bonne collaboration des entités administratives du gouvernement, il existe donc un problème de fond concernant la collecte de l'information. Les organismes publics ne sont pas tous d'une transparence absolue

22. Le Vérificateur général du Québec, 1995, *op. cit.*, p. 407.
23. *Ibid.*

devant la vérification parlementaire. Cela a pour conséquence que les parlementaires ne reçoivent qu'une information partielle. De nombreux paragraphes, dans tous les rapports du Vérificateur, ont été consacrés à cette mauvaise reddition des comptes. Cette situation constitue un des freins principaux pour l'obtention d'une vérification complète.

Il faut, de plus, tenir compte du fait que l'information donnée par le Vérificateur général est toujours négative. En effet, ce dernier ne fait que dénoncer les faiblesses et non les forces dont font preuve les organismes publics dans leur gestion du budget. On peut comprendre que les organismes s'en plaignent, car cette façon d'exposer le rendement des ministères ou organismes occulte les progrès et les points forts de leur gestion. Or, le Vérificateur insiste sur le fait qu'il appartient aux organismes eux-mêmes de faire la promotion de leurs qualités auprès des parlementaires, lui ne faisant que mettre en valeur les déficiences de l'administration. C'est là un point de vue qui nous semble toutefois contestable.

Bref, on peut dire que les parlementaires n'ont pas et n'auront jamais une information exhaustive et totale, car une telle information n'existe sans doute pas. Une information objective est un idéal difficile à atteindre, toute information étant le fruit d'une construction *a priori*, selon certains objectifs et certaines priorités. Encore faudrait-il, si cette information existait, que les députés aient le temps et l'intérêt de la consulter. Or, l'agenda parlementaire ne permet guère d'accorder énormément de temps à l'analyse du budget.

L'analyse que l'on peut faire de l'information que reçoivent les parlementaires nous amène à une conclusion plutôt nuancée. Il est indéniable que les parlementaires sont largement informés, mais la qualité de l'information n'est pas optimale et ne leur permet pas d'avoir une vision neutre et globale du budget. Le livre des crédits porte l'empreinte du ministère des Finances et du Conseil du trésor. Quant au rapport du Vérificateur général, celui-ci avoue lui-même le rédiger en fonction des sujets d'actualité et de ce qu'il juge être les préoccupations principales des parlementaires. Enfin, la mauvaise reddition des comptes de l'administration laisse encore beaucoup de zones opaques dans le contrôle des dépenses de l'administration.

CONCLUSION

Le rôle du député dans le contrôle des dépenses publiques est-il celui d'un rouage essentiel ou bien celui d'un simple figurant ? De l'examen sommaire auquel nous venons de nous livrer nous tirons une conclusion en deux temps.

D'un point de vue strictement démocratique, l'élu apparaît comme un rouage essentiel dans un système fondé sur le consentement de l'impôt. Il est le garant d'une légitimité irremplaçable sans laquelle l'échafaudage démocratique s'écroulerait.

En revanche, d'un point de vue purement comptable, on peut dire que l'efficacité du contrôle parlementaire est très faible. Ce contrepoids législatif au pouvoir de l'exécutif semble dérisoire étant donné l'initiative exclusive du gouvernement en matière budgétaire. Coincé entre la discipline de parti, les contraintes administratives et le discours des experts qui lui fournissent une information « clé en main », le simple parlementaire a un rôle prévu d'avance. Il doit autoriser de façon automatique des choix budgétaires pris ailleurs et par d'autres.

Cela nous oblige à réfléchir sur la question de la voix des citoyens au chapitre des crédits de dépenses. Il semble que le ministère des Finances soit heureux de prendre en considération les lettres de tout citoyen qui propose une bonne solution. Cet idéal optimiste d'une démocratie directe semble être tout de même une exception, voire une illusion. Il écarte, de toute façon, la souveraineté du Parlement et ne résout pas le problème de la représentation parlementaire des citoyens. La question centrale qui se pose à nous dans ce chapitre semble en effet être beaucoup plus globale, puisqu'elle remet en question le fonctionnement même du système parlementaire de type britannique et la faible place accordée au législatif dans le domaine budgétaire.

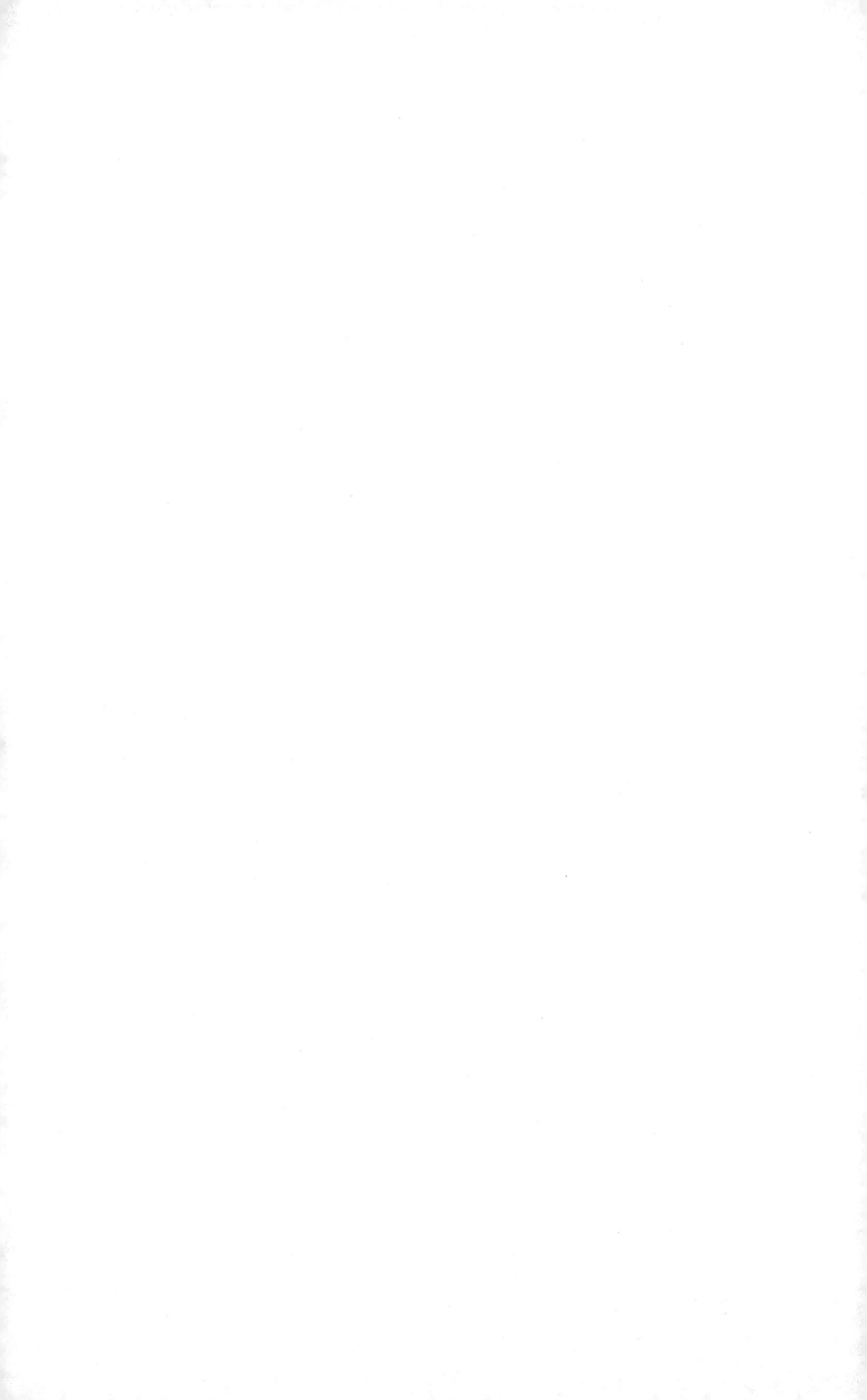

CHAPITRE 6

L'opinion des citoyens compte-t-elle vraiment ?

GUY LACHAPELLE

C'est une condition gagnante pour n'importe quelle société dans le monde d'avoir des finances publiques en bon état.
Bernard Landry[1]

Les études portant spécifiquement sur la relation entre l'opinion publique et les finances publiques sont rarissimes. En 1950, le sociologue Hans Speier écrivait à ce propos qu'il trouvait étrange que la plupart des études sur l'histoire de l'opinion publique aient négligé de démontrer comment la question de la dette nationale avait été un facteur déterminant dans la formation de l'opinion publique, d'une part, et comment elle était à l'origine de bouleversements sociaux importants[2], d'autre part. Il cite à cet effet l'exemple de Jacques Necker (1732-1804), directeur général des Finances sous Louis XVI, qui, alors que la Révolution française était sur le point de s'enflammer, popularisa dans toute l'Europe le concept d'opinion publique. Necker a démontré dans son traité sur les finances publiques comment la cour n'était

1. Michel Venne, « Une condition gagnante ? », *Le Devoir*, 10 mars 1999, p. A1 et A10. Mario Cloutier, « Québec imite Ottawa », *Le Devoir*, 10 mars 1999, p. A1 et A10.

2. Hans Speier, « Historical Development of Public Opinion », *The American Journal of Sociology*, vol. 5, n° 4, 1950, p. 376-388. Lire en particulier les pages 379 et 380.

sans doute pas l'endroit le plus approprié pour discuter de politiques fiscales. Pour un ministre des Finances, l'opinion des citoyens compte plus que celle des ministres. Necker souleva d'ailleurs l'opposition des parlementaires et de Versailles en créant des assemblées provinciales chargées d'établir l'impôt et en recourant à l'emprunt[3]. On constate la même chose de nos jours. Plusieurs recherches ont démontré que les politiques fiscales des gouvernements échappent trop souvent aux règles parlementaires traditionnelles. Nous verrons un peu plus loin qu'au Québec, comme ailleurs, le discours du budget ainsi que le dépôt des prévisions budgétaires relèvent de procédures particulières.

Au cours de leur mandat, les gouvernements québécois ont habituellement à préparer quatre budgets et à présenter leurs prévisions budgétaires. Depuis une vingtaine d'années, chaque budget constitue une occasion privilégiée pour les gouvernements de jauger l'opinion publique. En fait, le discours du budget du ministre des Finances[4] est devenu un événement très médiatisé pendant lequel nombre d'observateurs et de commentateurs tentent d'évaluer les impacts économique et politique des mesures proposées. Au cours du cycle de vie d'un gouvernement, il existe d'autres occasions pour celui-ci de flirter avec l'opinion publique ; c'est notamment le cas, entre autres, du discours inaugural au Québec. Un gouvernement nouvellement élu jouit d'une période de lune de miel qui, au moment d'un second mandat, est pratiquement inexistante sinon nettement plus courte. À titre d'exemple, prenons le cas de la réélection du Parti québécois en 1998 sous le leadership de Lucien Bouchard. Il s'agissait pour celui-ci de sa première élection comme premier ministre du Québec, ayant succédé en 1996 à Jacques Parizeau à la tête du Parti québécois et du gouvernement du Québec. Le gouvernement n'avait alors pas de véritable marge de manœuvre, devant gérer dans la continuité de son précédent mandat.

La conjoncture actuelle des finances du gouvernement québécois constitue à nos yeux un cas d'étude particulièrement intéressant pour celui qui souhaite mesurer la relation entre l'état des finances publiques et le sentiment du citoyen à l'égard d'un gouvernement. Rappelons, pour bien nous situer, quelques éléments importants de cette conjoncture. Pour la première

3. Jacques Necker, *De l'administration des finances de la France*, Paris, 1784.

4. La loi sur l'administration financière (L.R.Q., c. A-6), adoptée en 1970, attribue au ministre des Finances un ensemble de fonctions à l'égard de la gestion de l'économie et des finances publiques. Le ministre des Finances effectue des recherches et conseille le gouvernement en matière de politiques économiques, fiscales et budgétaires. Il prépare les prévisions budgétaires présentées à l'Assemblée nationale et propose les voies et moyens nécessaires à leur réalisation. Il gère le Fonds consolidé du revenu, dirige le Bureau général de dépôt du Québec et effectue la préparation des comptes publics. Le ministre des Finances assure la surveillance, le contrôle et la gestion de tout ce qui se rattache aux affaires financières du gouvernement.

fois depuis 40 ans, l'année financière se terminait sans déficit ; le Québec atteignait ainsi en 1998-1999 le déficit zéro un an plus tôt qu'il avait été prévu dans la *Loi sur l'élimination du déficit et l'équilibre budgétaire*[5]. Pour l'année financière 1999-2000, aucun déficit n'est prévu non plus. Le Parti québécois, par ailleurs, avait fait de l'équilibre budgétaire une promesse de l'élection de 1994. L'assainissement des finances publiques constituait aussi pour le gouvernement l'une des « conditions gagnantes » en vue d'un prochain référendum au Québec. En effet, les sondages lors du référendum de 1995 sur la souveraineté-partenariat indiquaient que la situation financière de l'État québécois avait constitué la première raison de l'appui des électeurs francophones à l'option du NON[6]. Nul doute que le gouvernement Bouchard espère lever l'une des hypothèques pouvant nuire à une prochaine campagne référendaire.

Toutefois, l'atteinte d'un budget équilibré, s'il constitue en soi un événement non négligeable, soulève de manière particulière la question des facteurs ayant contribué à l'atteinte de cet objectif[7]. En effet, l'équilibre budgétaire est devenu au Québec et dans les autres provinces canadiennes l'un des objets les plus discutés sur la place publique. On peut certes prévoir sans trop se tromper que l'enjeu sera désormais autant la réduction de la dette que l'utilisation des surplus. Par ailleurs, on s'est rendu compte que les parlements et les gouvernements exerçaient depuis plus de 15 ans de moins en moins de contrôle sur l'agenda public, le budget fédéral imposant au Québec et aux provinces canadiennes une gestion serrée de leurs finances publiques.

Dans ce chapitre, nous chercherons donc à répondre à la question suivante : l'opinion publique influence-t-elle le processus budgétaire[8] ? Un budget, de même que le discours du budget qui l'accompagne, constitue pour les gouvernements une « fenêtre d'opportunité » qui leur permet de

5. Cette loi a été adoptée par l'Assemblée nationale le 19 décembre 1996.

6. Sondage réalisé par la firme Sondagem au lendemain du référendum du 30 octobre 1995.

7. L'étude des déterminants ou facteurs explicatifs de la croissance/décroissance des gouvernements a donné lieu à un nombre élevé d'études. Dans la foulée de ces recherches, il faudra désormais se demander comment les provinces canadiennes ont réussi à atteindre l'équilibre budgétaire. Pour une synthèse des études québécoises et canadiennes sur ce sujet, le lecteur pourra lire : Louis M. Imbeau et Guy Lachapelle, « Les déterminants des politiques provinciales au Canada : une synthèse des études comparatives », *Revue québécoise de science politique*, 23, 1993, p. 107-141.

8. Sur l'effet de l'opinion publique sur les politiques publiques, il faut lire Benjamin I. Page et Robert Y. Shapiro, « Effect of Public Opinion on Policy », *American Political Science Review* 77 (mars 1983), p. 175-190. Robert Weissberg, « Public Opinion and Public Policy : Conceptual and Measurement Problems », dans *Public Opinion and Popular Government*, Englewood Cliffs, NJ, Prentice-Hall, 1976, chap. 5.

mesurer la convergence ou la divergence de leurs actions avec celles espérées ou voulues par les citoyens[9]. Bien que de nombreux citoyens soient convaincus que leurs opinions comptent peu dans les décisions des gouvernements[10], il n'en demeure pas moins qu'un budget représente une mesure particulière affectant la société dans son ensemble. Sans affirmer que l'opinion publique constitue le principal facteur d'influence sur les politiques publiques – les groupes d'intérêt, les partis politiques et les acteurs politiques jouent aussi un rôle central –, elle demeure un élément de préoccupation des gouvernements[11].

Bien que tous les citoyens réclament une baisse des impôts, il est clair que si les gouvernements suivaient toujours cette volonté populaire l'atteinte de surplus budgétaires serait impossible. Par contre, une politique publique, comme un budget d'ailleurs, peut servir d'outil à un gouvernement pour influencer l'opinion publique, de même qu'elle peut servir de moyen pour amener une plus forte adhésion des citoyens à son « projet de société » et à sa vision de la gouverne politique. Nous verrons un peu plus loin que chacune de ces interprétations a certainement une valeur intrinsèque à la lumière des suites du sommet économique d'octobre 1997 et du processus budgétaire québécois des années 1998 et 1999. D'un point de vue théorique, plusieurs auteurs ont suggéré que le processus budgétaire est essentiellement un exercice élitiste, seul les groupes d'intérêt spécialisés ayant une influence sur le résultat. Toutefois, la « guerre au déficit » est devenue un sujet d'attention publique tel que la classe politique a dû convaincre la majeure partie de la population qu'il s'agissait d'un enjeu majeur. Notre objectif est donc de mieux comprendre le processus de communication entre citoyens et gouvernements mais surtout la manière dont les élus interprètent la volonté populaire[12].

---

9. Selon l'ancien chef de cabinet du premier ministre Robert Bourassa, John Parisella, le niveau de « satisfaction à l'égard du gouvernement » constitue la variable la plus importante, et ce, plus que l'intention de vote. Entrevue réalisée en février 1999.

10. Voir à ce propos l'ouvrage de Pierre P. Tremblay et Guy Lachapelle, *Le contribuable, héros ou malfaiteur ?*, Sainte-Foy, Presses de l'Université du Québec, 1996.

11. Dans son ouvrage sur le processus budgétaire au Canada, Donald J. Savoie émet l'hypothèse selon laquelle une diminution de la popularité d'un gouvernement peut inciter un gouvernement à réagir ponctuellement et à délier les cordons de la bourse. De plus, les ministres doivent regarder du côté de l'opinion publique avant de décider de réduire les dépenses de leurs ministères. Donald J. Savoie, *The Politics of Public Spending in Canada*, Toronto, University of Toronto Press, 1990, p. 7 et 181.

12. Bryan D. Jones, *Reconceiving Decision-Making in Democratic Politics*, Chicago, University of Chicago Press, 1994. Jones souligne d'ailleurs que « far too little attention has been paid to the information-processing and assessment techniques involved when decision-makers try to form conclusions about public opinion » (p. 108).

Au terme d'un survol de la recherche universitaire sur la question, nous sommes parvenus au même constat que Hans Speier en 1950. Ce dernier avait déjà révélé le faible nombre d'enquêtes menées sur le thème spécifique des attentes budgétaires des citoyens, sur l'évaluation des objectifs et des stratégies budgétaires des gouvernements, de même que sur l'impact politique des budgets[13]. Nous avons voulu combler cette lacune surtout au moment où nous percevions que nous étions près de l'équilibre budgétaire et qu'un débat de société devait s'amorcer quant à l'utilisation des surplus[14]. La perception qu'ont les citoyens du rôle de l'État, des objectifs budgétaires et politiques des gouvernements devient alors essentielle. Cette enquête nous permettra ultérieurement d'évaluer s'il y a convergence ou divergence entre l'opinion des citoyens et les décisions du ministre des Finances.

Nous verrons donc comment l'opinion publique influence les décideurs à chacune des trois étapes du processus budgétaire. Au cours de l'étape préparlementaire ou – comme on la nomme de manière plus traditionnelle – période de consultation prébudgétaire, l'opinion publique joue un rôle important. Au cours de l'étape parlementaire, qui comprend le discours du budget et la réponse des partis de l'opposition, ce sont les règles du parlementarisme qui s'appliquent ; les élus s'efforcent à ce moment de convaincre l'opinion publique que le gouvernement comprend bien les besoins des citoyens. C'est l'inverse s'il s'agit de députés appartenant aux partis d'opposition. Finalement, au cours de l'étape postbudgétaire, le gouvernement demeure soucieux autant des réactions des marchés internationaux que de l'impact de son budget sur les principaux intervenants de la société québécoise.

1. LA CONSULTATION PRÉBUDGÉTAIRE

Pour le budget actuel, la consultation prébudgétaire a véritablement commencé dès le lendemain du discours du budget de l'année 1998 même si l'enjeu de l'assainissement des finances publiques faisait partie intégrante des discours du premier ministre Bouchard depuis 1996. Il y a bien sûr eu l'intermède électoral mais, sinon, l'atteinte du déficit zéro est demeurée une préoccupation constante et un leitmotiv aussi bien de tout le gouvernement que du ministre des Finances.

Le budget du 31 mars 1998 permettait au gouvernement du Québec d'afficher pour la première fois en 20 ans un léger surplus financier et de ne

13. François Pétry, *The Impact of Public Opinion on Public Policy in Canada*, Université Laval, Laboratoire d'études politiques, cahiers 95-06.

14. Cette enquête de la firme Sondagem a été réalisée du 10 au 14 novembre 1998 ; 1040 entrevues téléphoniques ont été complétées auprès d'un échantillon représentatif de la population adulte du Québec. Les autres résultats de ce sondage ont été publiés dans *Le Devoir* du 16, 17 et 18 novembre 1998.

plus emprunter pour payer les dépenses courantes[15]. Pour plusieurs observateurs, le budget de 1998 était la réalisation d'engagements pris lors du sommet sur l'emploi et de résolutions soumises à la suite de la commission D'Amours sur la fiscalité. Le gouvernement du Parti québécois s'était alors donné pour objectif de créer 75 000 emplois en cinq ans. Pour y parvenir, le ministre Landry avait proposé une stratégie économique visant à accroître les investissements privés, toujours en cinq ans, de 19 milliards. En fait, quand on y regarde de plus près, le budget de 1998-1999 constituait une véritable stratégie intégrée de création d'emplois dont la finalité était de stimuler l'économie.

1.1. L'équilibre budgétaire sur fonds de campagne électorale

Durant toute la campagne électorale de 1998, la question des équilibres budgétaires a été fortement présente dans les discussions et les débats. Si d'aucuns pensent que les difficultés du système de santé ont accaparé les manchettes de la presse, ils doivent convenir que tous les échanges sur cette question cruciale se sont déroulés sur fond de gestion des finances publiques. L'effort de redressement des finances publiques entrepris par le Parti québécois, surtout au lendemain du référendum de 1995, a eu un effet capital sur la santé et sur la gestion des finances publiques. Dans son programme électoral, le Parti québécois avait retenu deux objectifs importants : *l'atteinte et le maintien* de l'équilibre budgétaire en conformité avec la loi anti-déficit et une diminution encore plus accentuée du fardeau fiscal des entreprises et des particuliers[16]. Relativement à ce deuxième objectif, le Parti québécois promettait d'affecter plus de 50 % de la marge de manœuvre budgétaire, une fois l'équilibre budgétaire atteint, à la diminution du fardeau des impôts sur le revenu des particuliers[17]. Quant au Parti libéral du Québec, il s'engageait dans son programme à une réduction de 30 % de l'impôt sur le revenu des particuliers au cours des dix prochaines années et à un gel des dépenses gouvernementales sauf, bien évidemment, dans les secteurs névralgiques de la santé et de l'éducation[18].

La publicité électorale des deux principaux partis politiques faisait largement écho de leurs stratégies budgétaires respectives. Le Parti québécois affirmait que les sommets économiques avaient fait éclore de larges

15. Mario Cloutier, « Fini l'emprunt pour l'épicerie », *Le Devoir*, 1er avril 1998, p. A1 et A10.

16. Conseil national du Parti québécois, *Les orientations du programme électoral du Parti québécois*, 24 octobre 1998, p. 6-7.

17. « Les revenus tirés de l'impôt sur le revenu des particuliers en proportion du PIB sont au Québec les plus élevés de tous les pays du G7 ». *Ibid*. p. 7.

18. Sean Gordon, « Charest vows $2.5-billion tax cut », *The Gazette*, 17 octobre 1998, p. A17.

consensus, notamment en ce qui concerne la nécessité de redresser les finances publiques et de créer des emplois. On allait jusqu'à affirmer que le déficit zéro serait atteint « dans moins de six mois[19] ». Quant au Parti libéral du Québec, il dénonçait ce même objectif véhiculé par le Parti québécois, prétendant que les coûts sociaux liés à la poursuite de cette politique seraient trop élevés, alors qu'un gouvernement dirigé par le Parti libéral aurait plutôt un objectif d'investissement massif en santé. Certains ont affirmé que le gouvernement d'alors se livrait à du camouflage budgétaire en ne comptabilisant pas les déficits des établissements hospitaliers[20]. Le gouvernement du Parti québécois a rapidement rejeté les allégations libérales[21].

1.2. L'ÉVALUATION DES CITOYENS

1.2.1. L'évaluation de la situation économique et le rôle des administrations et des gouvernements

Il faut, d'entrée de jeu, souligner que le contexte économique au Québec a grandement évolué depuis de début de la décennie 1990. Rappelons-nous qu'au printemps de 1993 le Québec subissait une récession qui semblait vouloir s'installer à demeure, le taux de chômage s'établissant alors à 13,4 %. À cette époque nous avons mené une étude d'opinions dans la grande région de Montréal[22]. Les répondants étaient presque unanimes (93,1 %) à dire que l'économie du Québec allait plutôt mal. Les choses ont passablement évolué depuis lors, le produit intérieur brut du Québec ayant progressé au point où le taux de chômage, en novembre 1998, se situait sous la barre des 10 %. L'annonce de cette bonne nouvelle a de fait chambardé la campagne électorale québécoise, les stratèges péquistes la recevant comme un véritable cadeau du ciel.

Au moment de notre sondage de novembre 1998, les Québécois persistaient à croire que la situation économique au Québec demeurait peu reluisante. Comme l'indique le tableau 1, une faible majorité de 52,4 % des Québécois estimaient que l'économie du Québec allait plutôt mal ; en janvier 1999, ils déploraient toujours dans une proportion de 53,9 % le manque de vigueur de l'économie québécoise. Toutefois, on pouvait sentir une morosité plus profonde. À preuve, le pourcentage de ceux et celles qui

19. Voir *Le Devoir*, 20 octobre 1998, p. A5.

20. Marie-Claude Ducas, « Assez, c'est assez ! – L'« équipe Charest » dévoile les détails de sa publicité », *Le Devoir*, 3 et 4 octobre 1998, p. A11.

21. Hélène Buzzetti, « Une tentative de démantèlement de l'État », *Le Devoir*, 19 octobre 1998, p. A1 et A10.

22. Pierre P. Tremblay et Guy Lachapelle, *Le contribuable : héros ou malfaiteur ?* Québec, Presses de l'Université du Québec, 1996, p. 19.

pensaient que l'économie allait plutôt bien s'était amoindri de 5,6 %, passant de 46,3 % à 40,7 %. Toutefois, il faut prendre garde à l'existence ici de plusieurs clivages bien connus. Par exemple, les hommes, dans une proportion de 56,4 %, croyaient que l'économie du Québec allait plutôt bien, alors que 61,9 % des femmes pensaient le contraire. Autre exemple, les personnes possédant un diplôme collégial ou universitaire jugeaient la situation plutôt bonne, alors que celles ayant une scolarité de niveau primaire ou secondaire n'étaient pas de cet avis. Quant aux groupes d'âge, seuls les 18-24 et les 44-54 ans affirmaient que l'économie du Québec allait plutôt bien. Finalement, la ligne partisane se dessinait très clairement : les électeurs péquistes jugeaient à 64,1 % que la situation économique était bonne, alors que les libéraux pensaient le contraire à 70,8 % ; les adéquistes, quant à eux, penchaient du même côté que les libéraux mais dans une proportion moindre, de 54,1 %.

TABLEAU 1 **L'état de l'économie du Québec**

	Novembre 1998	Janvier 1999
	% (N)	% (N)
Plutôt bien	46,3 (481)	40,7 (420)
Plutôt mal	52,4 (545)	53,9 (556)
Ne sais pas/pas de réponse	1,3 (13)	5,4 (56)
Total	100,0 (1040)	100,0 (1032)

Question : Tout d'abord, diriez-vous que l'économie du Québec va plutôt bien ou plutôt mal présentement ?

Nous avons interrogé les Québécois sur la qualité de la gouverne des affaires publiques et nous leur avons demandé s'ils estimaient être bien administrés. Ils ont été plutôt partagés sur la question. Quelque 49,7 % d'entre eux disaient que non, alors que 46,8 % jugeaient au contraire être très bien, sinon plutôt bien servis par les fonctionnaires de l'État. Encore une fois, les distinctions entre hommes et femmes, catégories d'âge, niveau d'éducation et appui partisan ont influencé la ventilation des réponses.

Il a déjà été démontré que le niveau de tolérance des citoyens à l'égard d'une équipe gouvernementale est à la hauteur des attentes qu'un individu peut entretenir à l'égard de l'État. Par contre, et de manière générale, les citoyens admettent malgré tout qu'il serait impossible de faire fonctionner la société sans l'appareil de l'État[23]. Dans le débat qui porte sur la place de l'État dans l'ensemble de l'économie, nous avons voulu voir dans quelle mesure les citoyens croyaient que l'économie, le domaine social ainsi que la vie culturelle étaient inclus dans le champ des responsabilités de l'État ou si au

23. P. Tremblay et G. Lachapelle, *op. cit.*, p. 44-52.

contraire il serait préférable que l'État reconnaisse que tout cela est hors de ses compétences. Comme nous l'avons vu précédemment, la dernière campagne électorale a permis de bien comprendre, en partie du moins, la pensée économique respective des deux principales formations politiques. La campagne du Parti libéral a débuté sur un *clip* publicitaire où l'on voyait le chef Jean Charest proposer la remise en question des acquis de la Révolution tranquille. Les stratèges péquistes comme les journalistes ne tardèrent pas à sonder le modèle proposé par les libéraux. Le passé conservateur de Jean Charest revint rapidement le hanter et on lui reprocha vertement de proposer en fait un État réduit sinon une réorganisation complète de l'État québécois actuel.

TABLEAU 2 **Sommes-nous bien administrés ?**

	% (N)
Très bien	4,5 (47)
Plutôt bien	42,3 (440)
Plutôt mal	33,7 (351)
Très mal	16,0 (166)
Ne sais pas/pas de réponse	3,5 (36)
Total	100,0 (1040)

Question : Dans l'ensemble, diriez-vous que le Québec est très bien, plutôt bien, plutôt mal ou très mal administré par sa fonction publique ?

TABLEAU 3 **Le rôle du gouvernement**

	% (N)
Voir au fonctionnement	80,1 (833)
Intervenir le moins possible	13,7 (142)
Aucun des deux choix	3,7 (38)
Ne sais pas/pas de réponse	2,6 (27)
Total	100,0 (1040)

Question : Selon vous, le gouvernement du Québec doit-il voir au fonctionnement économique, social et culturel de sa société comme faisant partie de ses responsabilités les plus importantes ou, au contraire, doit-il intervenir le moins possible ?

Le tableau 3 semble indiquer que les Québécois dans leur ensemble seraient des socio-démocrates dans l'âme, estimant que l'État a un rôle primordial à jouer. C'est ainsi que 80,1 % des répondants accordent au gouvernement du Québec une responsabilité prépondérante dans la bonne marche de la société, seulement 13,7 % d'entre eux affirmant que le gouvernement doit intervenir le moins possible. On observe toutefois quelques nuances dans les réponses à la question : les femmes soutiennent plus que les hommes (85,6 % contre 78,5 %) le rôle de l'État, les francophones (85,0 %) plus que les anglophones (63,1 %). Dans le cas des femmes, cela va dans le sens de notre hypothèse qui dit que les femmes ont une prédilection plus prononcée à l'égard de l'État, puisque les enjeux sociaux qui les préoccupent au plus haut point (santé, éducation, bien-être social) relèvent directement de la gestion gouvernementale[24].

1.2.2. Les objectifs budgétaires du gouvernement du Québec

Au terme de la Conférence sur le devenir social et économique du Québec tenue à Québec en mars 1996, le premier ministre du Québec, Lucien Bouchard, obtenait des milieux patronaux et syndicaux l'appui nécessaire à la poursuite et à l'atteinte d'un objectif d'équilibre budgétaire pour l'an 2000. Ce compromis fut arraché de haute lutte, les centrales syndicales craignant de faire les frais des compressions budgétaires de l'État, en particulier dans les secteurs de la santé et de l'éducation. En échange, le gouvernement accepta de mettre sur pied une commission d'enquête sur la fiscalité et le financement des services publics au Québec. La commission D'Amours, du nom de son président Alban D'Amours, avait parmi ses mandats celui de s'assurer que la lutte au déficit ne se ferait pas au détriment des citoyens les plus défavorisés[25]. Le sommet sur l'économie et l'emploi, tenu à Montréal en octobre 1996, démontra clairement qu'il existait un consensus important sur l'amélioration de l'équité fiscale et ce, en passant par une meilleure redistribution de la richesse, et par une constante lutte contre la pauvreté.

L'une des premières questions qu'on y a posées était de savoir si l'atteinte de l'objectif du déficit zéro semblait réaliste. Alors que le ministre des Finances du Québec, Bernard Landry, avait annoncé précédemment dans son budget de 1998 que le Québec était sur le point d'atteindre « la verte prairie » de l'équilibre budgétaire, nous avons demandé aux Québécois dans combien de temps ils croyaient que cet objectif serait atteint. Comme l'indique le tableau 4, un peu plus du tiers des répondants (34,8 %) se sont dits confiants de voir la promesse du Parti québécois se réaliser au cours de son second mandat. À l'opposé, seulement 9,0 % ont dit que l'équilibre budgétaire ne pourrait être atteint avant un an et 15,5 % avant

24. Guy Lachapelle, « Le comportement politique des Québécoises lors de la campagne référendaire de 1995 : une application de la théorie du dépistage », *Politique et Sociétés*, vol. 17, n°s 1-2, 1998, p. 91-120.

25. Jean-Robert Sansfaçon, « La fiscalité en question », *Forces*, n° 114, 1996, p. 54-58.

deux ans. En somme, les francophones (40,3 %) plus que les anglophones (26,2 %), les hommes (47,0 %) plus que les femmes (29,0 %), les personnes ayant entre 45 et 64 ans et celles jouissant d'un revenu supérieur à 50 000 $ soutiennent que le déficit zéro ne peut être atteint qu'après une période variant entre une et quatre années. Par contre, les répondants enclins à voter pour le Parti québécois se montrent résolument plus optimistes (63,6 %) que ceux qui donnent leur appui aux libéraux (29,5 %). Il n'en demeure pas moins que les deux tiers des Québécois ne pouvaient envisager la réalisation d'un tel objectif avant au moins cinq ans. Le budget de 1999 aura sans doute été une nouvelle surprenante pour plusieurs d'entre eux.

TABLEAU 4 **L'objectif du « déficit zéro »**

	% (N)
1 à 4 ans	34,8 (362)
5 à 8 ans	17,7 (184)
9 à 12 ans	11,6 (121)
13 ans et plus	27,2 (283)
Ne sais pas/pas de réponse	8,7 (90)
Total	100,0 (1040)

Question : Dans combien d'années pensez-vous que l'objectif du « déficit zéro » sera atteint ?

L'analyse des réponses devient beaucoup plus intéressante une fois qu'on a posé la question de savoir ce que devraient être les priorités du ministre des Finances une fois le déficit zéro atteint. Pour plusieurs, soit 41,4 % des répondants, le premier objectif serait d'investir en santé (tableau 5). Ce résultat n'avait rien pour nous étonner étant donné que le système hospitalier au Québec subissait alors fortement les contrecoups de la réforme menée tambour battant par le ministre Rochon. Les citoyens étaient convaincus que les compressions budgétaires remettaient en cause tant la qualité des soins que l'accessibilité à certains services. Dans un tel contexte, les Québécois étaient sérieusement préoccupés par la situation et demandaient à Bernard Landry de réinvestir en santé. Les femmes (46,4 %) le faisaient avec plus d'insistance que les hommes (37,7 %). Les anglophones (55,6 %) et allophones (48,4 %) étaient particulièrement préoccupés, beaucoup plus que les francophones (40,1 %) d'ailleurs, par les difficultés du système de santé.

Parmi les priorités moins urgentes du gouvernement on retrouvait le remboursement de la dette (21,2 %), la réduction des impôts (17,1 %) ainsi que l'investissement en éducation (11,5 %). Toutefois, il existe ici aussi quelques différences intéressantes entre les divers groupes de répondants. Par exemple, pour les anglophones, la diminution des impôts n'arrive qu'au second rang (16,6 %), suivie de l'éducation (15,3 %) et en dernier lieu du remboursement de la dette (7,3 %). La seconde priorité pour les jeunes de 18 à 24 ans est l'éducation. L'électeur péquiste opte quant à lui pour une réduction de la dette (29,0 %) avant la diminution des impôts (17,0 %).

Le discours en faveur de l'allègement du fardeau fiscal des Québécois a été repris par de nombreux observateurs. À la fin de décembre 1998, le Mouvement Desjardins publiait une étude demandant une réduction du fardeau fiscal des contribuables dès que certains surplus budgétaires verraient le jour : « La lutte contre le déficit, si elle est concluante, devrait nécessairement amener un réduction du fardeau fiscal afin de lever une hypothèque structurelle sur la croissance de l'économie du Québec[26]. »

TABLEAU 5 **Si vous étiez le ministre des Finances du Québec, quel serait votre principal objectif ? Ce serait...**

	%	(N)
De rembourser la dette	21,2	(221)
D'investir en santé	41,4	(431)
D'investir en éducation	11,5	(119)
De diminuer les impôts	17,1	(178)
Autres objectifs	6,8	(71)
Ne sais pas/pas de réponse	2,0	(20)
Total	100,0	(1040)

Tenant pour acquis les accords obtenus lors des sommets, nous avons voulu vérifier laquelle des priorités du ministre des Finances devait avoir prépondérance : l'élimination de l'écart salarial entre les hommes et les femmes dans la fonction publique ou la lutte à la pauvreté. Rappelons à ce propos que, sur le front de l'équité salariale, le Conseil du trésor avait déposé son rapport en novembre 1998 devant la Commission sur l'équité salariale. Ce rapport soulignait le fait que, depuis 1990, le gouvernement avait consenti une augmentation salariale moyenne de 5,6 % pour 272 000 de ses employés, dont 183 000 femmes. En 1996, le gouvernement du Québec avait également adopté, cédant aux pressions des milieux syndicaux, la *Loi sur l'équité salariale*, qui obligeait les employeurs à mettre en place un programme

26. Gérard Bérubé, « Après l'élimination du déficit, il faudrait en priorité alléger le fardeau fiscal des Québécois », *Le Devoir*, 30 décembre 1998.

d'équité salariale d'ici 2003[27]. Toutefois, plusieurs mouvements sociaux tenaient un discours différent. Pour eux, le gouvernement devait plutôt chercher à éliminer la pauvreté et consacrer une bonne part de ses surplus à cette fin[28].

Le choix des citoyens nous semble sans équivoque : 62,3 % d'entre eux affirment que la lutte à la pauvreté devrait être la priorité (tableau 6). Les appuis les plus élevés en faveur de l'équité salariale se retrouvent de manière assez surprenante chez les 65 ans et plus (43,7 %) et dans le groupe des 18-24 ans (40,7 %).

TABLEAU 6 **Équité salariale ou élimination de la pauvreté ?**

	% (N)
Éliminer les écarts de salaires	32,8 (342)
Accentuer la lutte à la pauvreté	62,3 (648)
Autres	2,9 (31)
Ne sais pas/pas de réponse	2,0 (20)
Total	100,0 (1040)

Question : Sur le plan social, le ministre des Finances devrait-il éliminer en priorité les écarts de salaires entre les hommes et les femmes dans la fonction publique ou plutôt accentuer la lutte à la pauvreté ?

Les priorités d'action, quelles qu'elles soient, requièrent bien souvent des ressources financières additionnelles. Notre question suivante portait sur les moyens que devait utiliser le ministre des Finances : augmenter l'impôt des grandes entreprises, des personnes à revenus élevés, des petites et moyennes entreprises, etc. (voir tableau 7). Nous avons constaté par les réponses obtenues qu'il existe un large consensus parmi les électeurs péquistes, libéraux et adéquistes. Il faut souligner, toutefois, que le gouvernement du Québec s'était déjà engagé à revoir la fiscalité québécoise dès que le déficit zéro aurait été atteint, afin de diminuer le fardeau fiscal des Québécois. De plus, durant la dernière campagne électorale, le Parti québécois avait promis de diminuer les impôts de 3,3 milliards et d'affecter 2,6 milliards pour la santé, l'éducation, l'emploi et la lutte contre la pauvreté.

27. Paule des Rivières, « Québec croit satisfaire aux exigences légales », *Le Devoir*, 24 novembre 1998, p. A2.

28. Vivian Labrie, « Les surplus : dollars électoraux ou dollars vitaux », *Le Devoir*, 13 novembre 1998, p. A13.

Tableau 7 **Le gouvernement doit-il augmenter les impôts ?**

	D'accord	En désaccord	Ne sais pas/ pas de réponse
	% N	% N	% N
Des grandes entreprises	76,7 (798)	21,3 (221)	2,0 (21)
Des personnes à revenus élevés	73,6 (765)	24,8 (258)	1,7 (18)
Des petites et moyennes entreprises	26,1 (66)	72,2 (750)	1,7 (18)
Des personnes de la classe moyenne	9,1 (94)	89,9 (935)	1,0 (11)
Des petits salariés	1,4 (14)	98,0 (1019)	0,6 (7)

Question : Afin d'accroître ses revenus, seriez-vous tout à fait d'accord, plutôt d'accord, plutôt en désaccord ou tout à fait en désaccord pour que le ministre des Finances augmente les impôts ?

1.2.3. L'impact politique de l'atteinte du « déficit zéro »

Depuis la tenue du référendum de 1995 sur la souveraineté, l'atteinte du déficit zéro est devenue un objectif essentiel du gouvernement du Parti québécois dans l'établissement d'une stratégie pour convaincre plus de Québécois d'appuyer son projet de souveraineté-partenariat. Au lendemain de l'acquisition de la souveraineté, il serait sans aucun doute plus facile pour ce gouvernement de répondre à ses obligations financières s'il pouvait disposer d'une certaine marge de manœuvre. Il serait toutefois faux de croire que les efforts du gouvernement du Parti québécois sont uniquement de nature politique, car il est certain que la santé des finances publiques constitue un passage obligé pour assurer le développement économique du Québec. Il serait aussi illusoire de croire que le Parti libéral du Québec, s'il avait été réélu en 1994, n'aurait pas adopté la même stratégie. Entre 1989 et 1994, le gouvernement Bourassa-Johnson avait aussi mis en place diverses mesures afin de rendre l'administration publique imputable tout en réduisant de manière substantielle les montants versés aux programmes sociaux. Toutefois, la stratégie d'intervention du Parti québécois fut différente, puisque la concertation plutôt que l'affrontement fut davantage au rendez-vous avec la tenue, comme nous l'avons vu précédemment, des grands sommets économiques et sociaux.

Au cours de la campagne électorale de 1998, Lucien Bouchard a déclaré qu'il voulait réunir les « conditions gagnantes » avant de tenir un troisième référendum sur la souveraineté du Québec. Dès lors, les observateurs de la scène politique se sont mis à analyser les gestes du gouvernement en fonction de cet objectif. Comme l'équilibre budgétaire est une question importante quel que soit l'enjeu politique, nous avons quand même voulu examiner le rapport entre le déficit zéro et les conditions gagnantes d'un éventuel référendum. L'analyse des réponses à une question sur le sujet (voir tableau 8) démontre que pour 52,2 % de l'électorat cela n'a pas d'importance, mais que, pour 38,8 %, il s'agit d'un facteur non négligeable. Le déficit zéro inciterait 49,9 % des personnes ayant entre 18 et 24 ans, 42,3 % des francophones et 40,6 % des femmes à voter davantage en faveur du projet souverainiste. En revanche, pour ce qui est des partisans libéraux (79,1 %), des anglophones (72,8 %) et des personnes de 65 ans et plus (70,1 %), cet objectif ne les incite aucunement à voter en faveur du projet souverainiste.

TABLEAU 8 **La condition gagnante du « déficit zéro »**

	% (N)
Oui	37,7 (392)
Non	52,2 (544)
Ça dépend	7,5 (78)
Ne sais pas/pas de réponse	2,6 (27)
Total	100,0 (1040)

Question : Si Québec réalisait sa promesse d'atteindre l'équilibre budgétaire avant le prochain référendum, cela vous inciterait-il à appuyer davantage le projet de souveraineté-partenariat de l'actuel gouvernement du Québec ?

2. L'ÉTAPE PARLEMENTAIRE : LE DISCOURS DU BUDGET

Chaque année, le ministre des Finances doit faire approuver par l'Assemblée nationale la politique fiscale et budgétaire de son gouvernement. À cette fin, il doit soumettre deux documents : un discours du budget préparé par le ministère des Finances et le *Livre des crédits* rédigé par le Conseil du trésor[29]. Le discours du ministre des Finances constitue toujours un moment important de la vie parlementaire. Le règlement de l'Assemblée nationale du Québec consacre d'ailleurs plusieurs articles (articles 271 à 278) à cet événement unique[30]. Le ministre des Finances dispose d'une période de deux

29. Le Conseil du trésor est chargé de la préparation du budget des dépenses et de suivre l'exécution de celui-ci en cours d'exercice. Il soumet annuellement, au Conseil exécutif, les prévisions des dépenses budgétaires et il assure la préparation du *Livre des crédits*, qui est déposé à l'Assemblée nationale au printemps, avant le début de l'année financière. Le 25 mars 1999, le président du Conseil du trésor, Jacques Léonard, annonçait, dans son message sur le budget des dépenses gouvernementales pour l'année 1999-2000, l'instauration d'une gestion de l'État basée sur les résultats. Suivant ces nouvelles règles, les gestionnaires du gouvernement devraient jouir de plus de latitude pour la conduite des opérations, mais ils seront en revanche responsables et imputables. Mario Cloutier, « Léonard veut un État performant », *Le Devoir*, 26 mars 1999, p. A1 et A10.

30. Assemblée nationale du Québec, *Règlement et autres règles de procédure*, Québec, 1998.

heures pour prononcer le discours du budget, qu'il termine en proposant à l'Assemblée nationale d'approuver le politique budgétaire de son gouvernement[31]. Le critique en matière de finances publiques de chaque groupe parlementaire d'opposition dispose ensuite d'une période de dix minutes pour faire ses commentaires[32].

Le discours du budget du 10 mars 1999 du ministre Bernard Landry s'est fait sur fond de controverses puisque le ministre des Finances du Canada, Paul Martin, avait déposé quelques semaines plus tôt, le 16 février, ses prévisions budgétaires, tout juste après que les provinces et les territoires, sauf le Québec, se furent entendus sur le projet d'union sociale. Le gouvernement fédéral avait annoncé sans préavis une modification de la formule utilisée pour répartir, entre les provinces, l'ensemble des fonds versés pour la santé, l'éducation postsecondaire et l'aide sociale. Pourtant, dans une lettre envoyée au premier ministre du Canada, le 22 janvier, les premiers ministres des provinces et des chefs de gouvernement des territoires demandaient au gouvernement fédéral de rétablir en totalité, « à l'intérieur d'un laps de temps raisonnable et par l'intermédiaire des *arrangements existant* en vertu du Transfert canadien en matière de santé et de programmes sociaux, les diminutions qu'il a effectuées dans ses transferts au cours des dernières

31. Durant l'année, le ministre des Finances peut faire une déclaration complémentaire sur le budget. Les règles gouvernant cet énoncé sont les mêmes que celles gouvernant le discours du budget et le débat, mais le discours ne doit alors pas durer plus d'une heure. L'ensemble de la déclaration et du débat est dans ce cas fixé à douze heures et demie. Les temps de parole des critiques financiers des partis d'opposition sont également réduits de moitié.

32. Par la suite, le débat sur le budget débute à la deuxième séance qui suit le discours du budget par l'allocution du représentant de l'opposition officielle. En général, c'est le chef de l'opposition qui prend la parole. Son intervention est également de deux heures. Le débat dure au plus vingt-cinq heures, dont quinze à l'Assemblée nationale et dix à la Commission des finances publiques. Après le discours de l'opposition officielle, les parlementaires disposent donc de treize heures pour interroger le ministre des Finances (articles 272 et 273). Chaque député peut prononcer un seul discours, dans lequel il lui est possible d'aborder tous les sujets liés au budget. Il possède la prérogative de soumettre une motion de censure. Cette motion peut être présentée sans préavis et elle ne peut être amendée (article 274). Le débat se poursuivra à la Commission des finances publiques à laquelle siège le ministre des Finances. Par la suite, le président de la Commission fait rapport à l'Assemblée nationale au moment des discussions sur les affaires courantes. Le débat reprend alors et le représentant de l'opposition officielle dispose de trente minutes pour intervenir. Le ministre des Finances clôt le débat par une réplique d'une heure (articles 275 et 276). La fin du débat est suivie de la mise aux voix des motions de censure et de la motion du ministre des Finances (article 277).

années[33] ». Selon le ministre Landry, la nouvelle formule fédérale ferait perdre au Québec plus de 1,6 milliard durant la période 1999-2000 à 2003-2004[34].

Bien que le Québec n'ait pas signé l'entente, le « principe de consultation » demeurait établi, même si dans les faits il n'empêchait nullement le gouvernement fédéral de couper dans ses transferts ni d'utiliser son pouvoir de dépenser[35]. Au lendemain de cet accord, André Burelle présentait celui-ci comme le résultat d'un « fédéralisme de tutelle » en écrivant : « Comment caractériser autrement l'action d'un gouvernement central qui coupe unilatéralement ses transferts sociaux aux provinces, règle en bonne partie son problème de déficit sur le dos des malades, des étudiants, des assistés sociaux et des cotisants à l'assurance-emploi, et qui se sert ensuite de sa marge de manœuvre financière retrouvée pour faire signer par des provinces littéralement affamées une entente sur l'union sociale où elles échangent leur droit d'aînesse contre un plat de lentille[36]. » Il faut mentionner que tous les partis politiques au Québec avaient appuyé le gouvernement Bouchard dans son refus de ne pas signer l'entente sur l'union sociale.

Les réactions québécoises au budget Martin ne se firent pas attendre. Dès le lendemain, le premier ministre du Québec, Lucien Bouchard, affirmait dans un point de presse que l'impact des nouvelles règles fédérales sur le financement de la santé, de l'éducation postsecondaire et de l'aide sociale ferait en sorte que le Québec ne recevrait que 150 millions en 1999-2000, au lieu des 483 millions de dollars prévus, alors que le gouvernement fédéral a coupé sept milliards de dollars dans la santé au Québec depuis quatre ans[37]. Au cours des cinq années à venir, le Québec ne recevrait que 8,3 % de l'ensemble de fonds fédéraux en santé. Le gouvernement du Québec utilisa d'ailleurs ces chiffres pour lancer une vaste campagne de publicité contre le budget fédéral, mais surtout pour signifier qu'en vertu des nouvelles règles fédérales l'Ontario recevrait 950 millions pour la santé, la Colombie-Britannique 327 millions, l'Alberta 290 millions et le Québec seulement 150 millions ; de manière générale le gouvernement fédéral investirait chaque année deux fois plus d'argent dans l'économie ontarienne. Devant l'offensive

33. Bernard Landry, « Les besoins sont au Québec, l'argent est à Ottawa », *Le Devoir*, 25 février 1999, p. A9.

34. Le document *Un cadre visant à améliorer l'union sociale pour les Canadiens - Entente entre le gouvernement du Canada et les gouvernements provinciaux et territoriaux*, février 1999, p. 7.

35. Joseph Facal, « Pourquoi le Québec a dit non à l'union sociale », *La Presse*, 22 février 1999, p. B2.

36. André Burelle, « Mise en tutelle des provinces », *Le Devoir*, 15 février 1999, p. A7.

37. Cabinet du Premier ministre, *Notes pour un point de presse du premier ministre du Québec, M. Lucien Bouchard – Réaction au budget fédéral*, 17 février 1999.

québécoise, le gouvernement fédéral a semblé quelque peu dérouté et le ministre fédéral Paul Martin, sans contredire le Québec, affirmait que le « budget de 1996 a amorcé la transition vers un traitement uniforme par habitant, dans le cadre du Transfert canadien en matière de santé et de programmes sociaux[38] ».

Cette stratégie de mobilisation de l'opinion publique a fonctionné pour le gouvernement du Québec. Ainsi, l'effet sur la ferveur souverainiste a augmenté au Québec. Dans un sondage réalisé entre le 25 février et le 4 mars 1999, 49,2 % des Québécois se disaient en faveur de la souveraineté du Québec, une augmentation de 3,3 % par rapport au mois précédent[39]. Une autre enquête indiquait également que les francophones avaient plus confiance dans les arguments avancés par Québec que dans ceux proposés par Ottawa, et ce, dans une proportion de 53 % contre 35 %. Même analyse pour les personnes ayant un revenu de 30 000 $ et plus (49 % contre 40 % pour celles entre 18 et 54 ans)[40]. Il faut également se demander s'il n'y avait pas aussi dans cet effort de sensibilisation des citoyens aux enjeux budgétaires l'objectif de les préparer au budget québécois. Le ministre Landry insista d'ailleurs dans son discours pour souligner que son énoncé budgétaire s'inscrivait en conformité avec la volonté populaire : « Je dépose aujourd'hui un budget qui répond aux exigences des Québécoises et des Québécois, à leur désir de travailler à la fois à la postérité et pour la prospérité, à la fois pour la quête d'équité et d'identité et pour tout ce qui constitue les bases de notre idéal national[41]. »

Dans son discours, le ministre des Finances du Québec soulignait que son budget était une réponse à un certain nombre d'engagements contactés par son gouvernement durant la campagne électorale : atteindre le déficit zéro, réinvestir en santé et en éducation, se préoccuper de la création d'emplois, tout mettre en œuvre pour assurer l'épanouissement de la culture québécoise et finalement réduire les impôts des particuliers. Sur ce plan, on ne peut que noter une certaine convergence entre les données de notre enquête et les objectifs du gouvernement. Le débat parlementaire s'est ensuite poursuivi, l'opposition libérale jugeant que les réductions des impôts étaient insuffisantes, tout en demandant au gouvernement pourquoi il retardait d'au moins un an une baisse substantielle des charges fiscales des

38. Paul Martin, « Une large et juste part au Québec », *Le Devoir*, 27-28 février 1999, p. A11.

39. Richard Mackie, « Attacks on budget boost separatists », *Globe and Mail*, 10 mars 1999, p. A8.

40. Enquête Angus Reid du printemps 1999 réalisée après le budget Landry.

41. Bernard Landry, « Un budget pour relancer l'action », *Le Devoir*, 10 mars 1999, p. A9.

citoyens. Quant à l'Action démocratique du Québec, elle insistait auprès du ministre Landry pour qu'il s'attaque à la dette[42]. Toutefois, le ministre des Finances affirma qu'à ses yeux la fiscalité demeurait plus importante que la réduction de la dette[43].

Le dernier stade de l'étape parlementaire consiste à permettre aux élus de discuter en commission parlementaire des objectifs fixés par le ministre des Finances. En marge de son budget, le ministère des Finances a publié un document de travail dont l'objectif est d'orienter la discussion, lors de la consultation publique en commission parlementaire, vers la mise en œuvre des réductions d'impôts annoncées[44]. Les parlementaires québécois et le grand public auront donc l'occasion au cours des prochains mois de s'interroger sur divers scénarios de réduction d'impôts. Comme le signalait le ministre Landry dans son discours, il s'agit ici « d'un choix de société crucial[45] », car la question fondamentale qui se posera est de savoir qui bénéficiera de réduction d'impôts et comment il faudra redistribuer cette « nouvelle richesse » parmi les groupes les plus démunis de la société[46].

3. L'ÉTAPE POSTBUDGÉTAIRE : LES « GARDIENS » ET LES « JUGES »

Le premier budget d'un gouvernement nouvellement élu a toujours une saveur postélectorale, car il s'agit de convaincre l'électorat que les choses promises ont été livrées. À cet effet, le gouvernement du Québec s'est lancé, au cours de la semaine suivant le budget, dans une campagne de publicité qui présentait le budget 1999 comme un budget pour l'avenir, tout en insistant sur le fait que le déficit zéro est avant tout le résultat d'un effort collectif dont toutes les Québécoises et tous les Québécois doivent être fiers. Deux thèmes furent retenus : le déficit zéro pour la postérité et la création d'emplois pour la prospérité[47]. Par ailleurs, la Commission sur l'équité salariale publiait également un encart publicitaire par lequel on cherchait à sensibiliser les

42. Mario Dumont, « La dette, un enjeu oublié », *Le Devoir*, 25 mars 1999, p. A7.

43. Pierre April, « La baisse des impôts passera avant la réduction de la dette », *Le Devoir*, 11 mars 1999, p. A2.

44. Gouvernement du Québec – Ministère des Finances, *Réduction de l'impôt des particuliers, Document de consultation*, mars 1999.

45. Gérard Bérubé, « La réforme fiscale de Québec : les cinq scénarios », *Le Devoir*, 13-14 mars 1999, p. C1.

46. Jean-Robert Sansfaçon, « Comment réduire les impôts ? », *Le Devoir*, 15 mars 1999, p. A6.

47. *Le Devoir*, 11 mars 1999, p. A5 ; 16 mars 1999, p. A2.

salariés et les employeurs à l'équité salariale, puisque ces derniers devront verser les ajustements salariaux requis au plus tard le 21 novembre 2001[48].

Mais la grande hantise d'un gouvernement au lendemain du dépôt des prévisions budgétaires demeure autant la réaction des milieux financiers que celle de l'opinion publique. Les premiers sont de manière objective les « gardiens » de l'intégrité financière, alors que les seconds sont les « juges » de la popularité des mesures proposées. Au moment de la présentation d'un budget, il faut rappeler que tous les principaux leaders d'opinion de la société sont conviés à un huis clos de plusieurs heures qui leur permettra de scruter à la loupe les tenants et aboutissants des actions budgétaires d'un gouvernement. Ce moment est important pour le ministre des Finances, car tout en cherchant à expliquer la rationalité de ses choix, tant aux analystes nationaux qu'étrangers, il doit s'assurer que l'opinion publique sera réceptive aux mesures annoncées.

Du côté des « gardiens », le « plan de match » est d'une année à l'autre à peu près le même. Le discours du ministre des Finances devant les membres de la Chambre de commerce du Montréal métropolitain demeure un incontournable. Le président de la Chambre, David McAuslan, a d'ailleurs profité de l'occasion pour féliciter le ministre Landry d'avoir déposé le premier budget équilibré au Québec depuis quatre décennies. Dans son discours, M. Landry a insisté sur le fait qu'il avait annoncé une réduction d'impôts de 400 millions à partir du 1er juillet de l'an 2000. Selon plusieurs, tant le ministre des Finances du Québec que M. Martin à Ottawa ont cette année été fort prudent aussi bien dans leurs prévisions de croissance économique qu'en ce qui concerne le coût du loyer de l'argent. Ainsi M. Landry prévoit-il une hausse de 2,1 % du PIB au Québec en 1999, alors que la Banque Nationale et CIBC estiment que cette hausse sera autour de 3,0 %. Le ministre Landry estimait d'ailleurs à ce moment que les réductions d'impôts pourraient être plus importantes que celles prévues. Juste après ce discours, le ministre Landry s'envolait vers New York afin de présenter les grandes lignes de son budget aux analystes et agences d'évaluation de la capitale financière américaine. Le voyage fut sans doute profitable, puisque l'agence de notation new-yorkaise Moody's Investors Service améliorait la côte de crédit du Québec[49].

Toutefois, la question des éventuelles réductions d'impôts continua d'alimenter les débats. Pour plusieurs, le budget Landry, aussi bien que celui de M. Martin à Ottawa, comporte d'abord des objectifs séducteurs auprès

48. Commission de l'équité salariale, « L'équité salariale, à ma mesure ! », *Le Devoir*, 22 mars 1999, p. A3.

49. Charles Grandmont, « Deux mois après le 1er budget équilibré en 40 ans – Moody's améliore ses perspectives sur la cote du Québec », *Le Devoir*, 13 avril 1999, p. B2.

de l'électorat. Le journaliste Gérard Bérubé écrivait d'ailleurs : « En d'autres termes, on campe, tant à Ottawa qu'à Québec, sur la prudence pour cacher une marge de manœuvre financière derrière des déficits zéro à répétition. On joue la carte de l'électoralisme, répondant à cette règle voulant que l'électeur ne se souvient plus des baisses d'impôts survenues deux ou trois ans avant le vote[50]. » Un budget n'est certes pas un marché de dupes et il est clair que tous les gouvernements, qu'ils soient souverainistes ou non, ont des objectifs politiques à atteindre. À Ottawa, on se prépare autant pour un prochain référendum au Québec que pour une élection fédérale. À Québec, un « référendum gagnant » sur la souveraineté dans un horizon souhaitable demeure un objectif, mais le gouvernement Bouchard veut s'assurer d'abord que certaines conditions sont réunies.

Au cours de la prochaine année, surtout à l'aube d'un nouveau millénaire, le gouvernement du Québec se retrouve donc dans une situation financière avantageuse. Sans doute qu'avant d'ouvrir ses goussets il ne veut pas susciter d'attentes trop grandes dans la population, préférant garder les bonnes nouvelles pour plus tard. Mais il est certain que les « gardiens » de l'intégrité financière et les « citoyens-juges » sauront débattre sur la place publique des orientations du gouvernement.

CONCLUSION

Au début de ce texte, nous posions la question : l'opinion publique influence-t-elle le processus budgétaire ? Notre réponse est affirmative et remet en cause, à notre avis, la vision strictement élitiste de la gouverne politique et du processus budgétaire. Il faut sans doute l'expliquer par l'attention toute particulière que les gouvernements accordent à l'opinion publique. Il nous faut donc parler d'un nouveau mode de décision où la relation citoyen-État demeure au centre de la problématique. Si la rédaction d'un budget constitue un exercice technique, il n'en demeure pas moins que les enjeux politiques et sociaux sont au cœur de ce processus. Les « gardiens » autant que les « citoyens » sont des vigiles attentifs de l'action des gouvernements.

La dynamique politique entourant le dernier budget québécois a bien démontré que cet exercice se situe toujours autant dans une relation d'interdépendance avec les marchés financiers nord-américains qu'en symbiose avec le fédéralisme fiscal canadien. Il est irréel de croire qu'un budget puisse être le résultat de strictes considérations financières ; les gouvernements sont à l'affût des gains politiques qu'ils peuvent escompter de la politisation du

50. Gérard Bérubé, « Landry fait miroiter des réductions d'impôts plus grandes que prévu », *Le Devoir*, 12 mars 1999, p. A6.

processus budgétaire. Dans le cas du budget du Québec 1999, il y avait convergence entre l'opinion des citoyens et les choix budgétaires du ministre des Finances.

Somme toute, le processus budgétaire est un exercice fascinant. Il témoigne à la fois des objectifs des gouvernements, de leurs choix de société et de leur connaissance ou méconnaissance des besoins des citoyens. Au point de départ, nous nous sommes demandé si le processus budgétaire au Québec était essentiellement démocratique ou élitiste. Nous pensons qu'il est bel et bien démocratique et qu'il reflète véritablement l'état de la vie politique au Québec.

CHAPITRE 7

Processus budgétaire et engagement des acteurs sociaux

Le modèle québécois ne sert pas qu'en temps de crise

PIERRE PAQUETTE

Tout au long de la campagne électorale, le premier ministre Lucien Bouchard a vanté les mérites du modèle québécois. Ce concept encore obscur déborde les seules institutions financières et économiques (SGF, Caisse de dépôt et placement...). Fondamentalement, le modèle québécois doit correspondre à une volonté commune de s'organiser pour que tous les membres sentent qu'ils appartiennent à une même communauté avec des droits et des responsabilités définis par des valeurs communes. Un tel processus social se bâtit non pas sur l'absence de débats, mais, bien au contraire, sur le rejet de l'exclusion sociale.

1. UN PROCESSUS BUDGÉTAIRE INADÉQUAT

Avec une telle approche, le processus budgétaire doit être mené de façon différente. Car une grande partie de nos choix de société s'incarnent dans le budget de l'État. On sait qu'au Québec il n'y a pas de processus de consultation statutaire à l'occasion de la préparation des budgets de l'État. D'un ministre à l'autre, d'un gouvernement à l'autre, les modalités de consultation changent, si tant est qu'on se donne la peine de consulter.

Le plus souvent, le ministre reçoit un groupe en audience privée – il est rarement accompagné de plus d'un conseiller – après avoir acquiescé à une demande de rencontre. Parfois, le ministre consulte certains groupes d'intérêt, et pas d'autres. Ainsi, pour la préparation du budget 1998-1999, après que le ministre Landry eut rencontré les trois grandes centrales syndicales, le bureau du ministre pensait avoir consulté l'ensemble des groupes sociaux. Une demande pour une rencontre avec Solidarité populaire Québec, qui regroupe syndicats et groupes populaires, n'a pas connu de suite.

Il faut souligner, à la décharge du ministère des Finances, que c'est une pratique relativement récente pour le mouvement populaire que de vouloir être consulté sur le budget. Même si la pratique est plus ancienne, pour le mouvement syndical, ce n'est que récemment qu'elle a été intégrée comme un élément majeur de l'action politique syndicale. Dans le cas de la CSN, par exemple, mis à part les mémoires sur des réformes fiscales majeures, ce n'est que depuis 1992 que la production d'un document pour le ministre des Finances en vue de la préparation du budget est systématique.

Il arrive aussi que le gouvernement soit plus motivé à consulter, surtout en période de crise des finances publiques. Par exemple, à la fin de 1996, le gouvernement Bouchard a annoncé son intention de réduire les coûts de main-d'œuvre de 6 % dans l'ensemble des services publics et parapublics. Dans le processus de négociation forcée par le gouvernement, les organisations syndicales ont signé un accord de principe dans lequel le gouvernement s'engageait à tenir une large consultation budgétaire.

Cette consultation a eu lieu lors d'une rencontre le 17 février 1997, en présence des ministres du comité des priorités, des représentants des organisations syndicales et patronales. La CEQ, la CSN et la FTQ ont alors présenté un document commun, *Pour un financement équitable et adéquat des services publics*. Dans son budget 1997-1998, le ministre Landry n'a retenu qu'une des mesures proposées par les trois centrales : le report du remboursement de la taxe de vente sur les intrants pour la grande entreprise, soit un apport de près de 500 millions de dollars pour le gouvernement du Québec.

Bien que les résultats n'aient pas été à la hauteur des attentes syndicales, la rencontre prébudgétaire du 17 février a suscité un débat plus large dans la société sur les questions de finances publiques. Ce qui était valable au moment de choix difficiles doit l'être encore plus lorsque, collectivement, nous avons à choisir où investir la marge de manœuvre qui se dégagera progressivement après 1999-2000.

2. REVOIR LES RÈGLES DU JEU

La consultation publique vise non seulement à influencer les choix gouvernementaux du moment, mais aussi à sensibiliser l'opinion publique à d'autres façons de faire. En définitive, c'est l'appui de la population à une vision ou à une autre qui est la meilleure garantie de sa mise en œuvre par le pouvoir politique. Il s'agit là d'une contribution essentielle au débat démocratique.

Il me semble important que le processus de préparation du budget du Québec mette en présence, d'une façon ou d'une autre, l'ensemble des acteurs sociaux, afin d'éviter les visions unilatérales, souvent dogmatiques. Cela permet de déterminer les convergences et les divergences, de mettre le plus possible les convergences en action et de poursuivre le débat sur les divergences. Ce type de processus de consultation, dont les règles sont connues, aide à équilibrer les capacités de représentation des groupes d'intérêt. Sans pratiques formelles, les milieux patronaux ont toujours plus de facilité à se faire entendre. On est bien loin du danger de néo-corporatisme que critiquent l'Institut Fraser et le *Globe and Mail* en parlant du modèle.

L'élargissement du processus de préparation au budget renforce la démocratie parlementaire elle-même. Les parlementaires peuvent ainsi avoir une vision plus approfondie des possibilités et des objectifs poursuivis par les diverses composantes de la société civile. Ils se font alors leurs propres idées, en marge des travaux du ministère des Finances et du Conseil du trésor. D'ailleurs, Louis Bernard, ancien Secrétaire général du gouvernement du Québec, défendait déjà ce point de vue en 1987. La Commission de l'administration publique où siège l'opposition pourrait élargir son mandat pour assurer ce mandat de consultation pour l'Assemblée nationale.

Ajoutons que Statistique Québec devrait mettre à la disposition des groupes intéressés les prévisions économiques et financières ainsi que les grandes hypothèses avec lesquelles le Ministère travaille. Il n'existe qu'un précédent, à ma connaissance, d'un effort particulier dans ce sens, pendant la courte période où Mme Pauline Marois a été ministre des Finances, conseillée par M. Pierre Lamonde, ancien de l'INRS-Urbanisation et alors chef de cabinet.

Je signale en passant que certaines recommandations de la Commission sur la fiscalité et le financement des services publics, présidée par M. Alban D'Amours, allaient dans le sens de la transparence et de la réévaluation systématique des informations nécessaires à un débat public sain.

Il va de soi que la consultation doit être assez éloignée de la préparation effective du budget pour permettre des choix réels, après les recommandations du comité parlementaire. Le même processus, mais à des moments stratégiques de la confection du budget, doit être fait avec le ministre des Finances directement. Ces changements sont faciles à introduire dans le prochain budget.

3. ALLER PLUS LOIN

Le gouvernement du Québec pourrait cependant aller plus loin, à l'instar de la Norvège par exemple, en créant un lieu de discussion sur l'ensemble des éléments macroéconomiques qui déterminent la croissance et l'emploi, comme le proposait récemment Gérald Ponton de l'Alliance des manufacturiers et des exportateurs du Québec. Rappelons qu'en Norvège la participation des différents acteurs à la politique économique s'appuie sur une structure institutionnelle qui prend la forme d'une « commission de contact » et d'un « « comité technique de calcul ». Le comité technique réunit des économistes de tous les groupes d'intérêt (syndicats, employeurs, agriculteurs...) ainsi que du gouvernement. Ce comité est chargé de proposer une lecture commune de la situation économique et de ses perspectives (évolution de la croissance, des prix, de la productivité...). Le rapport de ce comité technique est soumis à la Commission de contact, formée de dirigeants des groupes d'intérêt qui le valident et l'utilisent comme base de discussion à l'occasion de la préparation du budget de l'État norvégien.

Dans son dernier budget, Bernard Landry annonçait la mise sur pied de l'Institut pour le développement de l'économie et de l'emploi (IDEE). Cet institut pourrait très bien être mandaté pour effectuer le travail technique de suivi de la conjoncture économique. Quant au comité plus politique, un embryon existe avec le Comité de suivi du Sommet économique de 1996. Comme on le voit, les institutions ne posent pas problème. Ce qui reste à vérifier, c'est la volonté politique du gouvernement et des acteurs sociaux de faire autrement en consolidant ce modèle québécois en évolution.

PARTIE 3

FACTEURS ET DÉTERMINANTS : TRANSFERTS, REVENUS AUTONOMES ET TAILLE DE L'ÉTAT

CHAPITRE 8

Les transferts financiers et l'autonomie des gouvernements donneur et receveur

CLAUDE BEAUREGARD

Au cours des dernières années, le gouvernement fédéral n'a cessé d'être critiqué parce qu'il sabrait dans ses transferts financiers aux provinces. Comme ces transferts constituent pour l'un une dépense importante et pour les autres un revenu important, il m'a paru opportun d'étudier leur incidence sur le fonctionnement, au sens large, des gouvernements intéressés. Une grande part des transferts financiers est destinée au financement des programmes sociaux. C'est pourquoi les propos qui suivent portent en grande partie sur le cas du Transfert social canadien en matière de santé et de programmes sociaux.

La première partie de ce texte explique la raison d'être des transferts financiers et leur impact sur les gouvernements intéressés. La deuxième partie traite des transferts financiers fédéraux-provinciaux et plus particulièrement des transferts canadiens en matière de santé et de programmes sociaux. La troisième présente certaines observations sur l'évolution des transferts financiers et propose des perspectives pour l'avenir.

1. LES TRANSFERTS FINANCIERS

1.1. LA RAISON D'ÊTRE DES TRANSFERTS FINANCIERS

Les transferts financiers intergouvernementaux sont des ententes entre ordres de gouvernement, qui visent à établir les modalités et les conditions des transferts de fonds d'un gouvernement à un autre. Dans une fédération, les objectifs principaux des systèmes de transferts financiers sont la redistribution de la richesse et la normalisation de certains services publics.

Lorsque la redistribution sert à établir une équité interrégionale, elle est dite horizontale. Les sources de recettes financières sont évidemment inégales d'une région à l'autre, certaines étant plus riches que d'autres. Les paiements de transfert permettent de répartir la richesse nationale de telle sorte que tous les gouvernements régionaux puissent disposer de ressources équivalentes pour offrir à leurs citoyens des services publics à des niveaux équivalents de qualité et de poids fiscal.

Une redistribution dite verticale peut être nécessaire en raison du potentiel inégal des ressources financières des différents ordres de gouvernement. Un ordre de gouvernement peut avoir accès à des recettes fiscales supérieures aux besoins découlant de ses responsabilités, tandis qu'un autre peut connaître la situation inverse. Il s'agit d'un déséquilibre vertical positif dans le premier cas, négatif dans le deuxième.

Dans une structure décentralisée, l'État fédéral peut vouloir mettre en œuvre des programmes particuliers ou assujettir certains programmes à des normes nationales, l'accès universel à un service public par exemple. Pour que ces programmes voient le jour ou que ces normes soient respectées par les gouvernements chargés de fournir les services, l'État peut utiliser les transferts financiers comme mesure incitative.

1.2. Impact des transferts financiers sur les gouvernements intéressés

Nous analyserons les effets des transferts financiers sur les gouvernements fédéral et provinciaux du Canada sous les angles suivants : la prise de décision, l'imputabilité politique et les risques financiers.

1.2.1. La prise de décision

Les transferts financiers peuvent conduire à des prises de décision inefficaces, amenant les gouvernements receveurs à faire des choix de dépenses extravagantes ou secondaires. En effet, le gouvernement qui ne paie que 50 % du coût d'un service pourra en venir à décider de donner ou non ce service en fonction d'une portion de son coût seulement, et non de sa totalité, comme il se doit[1].

De plus, le citoyen risquera de conclure que le service ne coûte que 50 % de son coût réel, étant donné que c'est cela que paie le gouvernement qui

1. Cliff Walsh, *Reform of commonwealth-state relations : No representation without taxation*, Discussion Papers No. 2, Canberra, Federalism Research Centre, 1991, p. 2.

fournit le service. Il ne saisit pas que, par ses impôts, il paie la différence à un autre ordre de gouvernement et qu'il est victime d'illusion fiscale. La situation inverse peut également se produire. Ainsi, un gouvernement qui transfère des fonds à un autre ordre de gouvernement pourra donner aux citoyens l'impression qu'il récolte trop pour ce qu'il semble donner.

1.2.2. L'imputabilité politique

L'existence de transferts financiers a un effet direct sur le principe de l'imputabilité politique de ceux qui lèvent des impôts et des taxes. Dans notre système démocratique, un gouvernement est imputable devant ses commettants des décisions qu'il prend. Parmi ces décisions, l'une des plus importantes est la collecte de fonds pour financer les services publics. Normalement, le gouvernement qui décide d'offrir un service assure son financement par le produit de sa fiscalité. Ce gouvernement sera responsable directement de ses décisions devant ses commettants. Or, les transferts financiers entre ordres de gouvernement créent une entorse à ce principe d'imputabilité politique[2].

D'abord, il existe deux types de transferts financiers, le partage des recettes et le partage des coûts, et deux modes de versement des fonds, soit le transfert fiscal et le transfert en argent. Selon les choix retenus, l'imputabilité politique ne jouera pas de la même façon. Le partage des recettes implique qu'un gouvernement transfère à un autre une partie de ses ressources fiscales. S'il le fait par des transferts de points d'impôt, l'imputabilité des gouvernements reste intacte. En effet, le transfert de points d'impôt entraîne une réduction des taux d'imposition fédéraux qui permet aux provinces de percevoir des recettes supplémentaires sans accroître le fardeau fiscal global qui pèse sur les citoyens. Le gouvernement receveur des points doit lever des impôts pour obtenir des fonds. Ainsi, c'est lui qui recueille des fonds et qui les utilise directement. Mais si le partage des recettes se fait par un transfert de fonds en espèces, il y a un bris du principe d'imputabilité. En effet, le gouvernement qui verse les fonds ne peut répondre de leur utilisation ultime, puisqu'ils sont dépensés par le gouvernement receveur des transferts. Pour pallier ce manquement à l'imputabilité, le gouvernement donneur peut toutefois imposer des conditions pour l'utilisation des fonds.

En ce qui concerne le partage des coûts, il signifie qu'un gouvernement participe au financement d'activités d'un autre ordre de gouvernement. Comme le partage des recettes, le partage des coûts peut mener à des transferts fiscaux ou à des transferts en argent. En général, on constate que le gouvernement donneur impose des conditions pour l'utilisation des fonds, se protégeant ainsi contre leur mauvais usage, en vertu de sa responsabilité

2. C. Walsh, *op. cit.*, p. 8.

envers ses commettants. Plus les conditions sont précises, plus le gouvernement donneur respecte le principe d'imputabilité.

Les conditions rattachées au versement du transfert entraînent une perte d'autonomie du gouvernement receveur. En effet, comme il s'agit d'un partage de coûts, le gouvernement receveur doit contribuer au financement de l'activité. Cette contribution sera, elle aussi, soumise aux conditions prescrites. Elle entraînera un bris d'imputabilité, car le gouvernement ne répondra plus à ses électeurs, mais à un autre gouvernement. On peut supposer que le gouvernement acceptera cette perte d'autonomie si les sommes transférées en valent la peine ou si les conditions d'utilisation des fonds ne contrecarrent pas ses propres objectifs.

1.2.3. Les risques financiers des ententes de transfert

Les ententes de transfert financier conditionnent à moyen et à long terme les décisions des gouvernements intéressés et, à ce titre, elles constituent un risque financier. Les ententes qui représentent les risques les moins élevés sont celles qui ont une portée à court terme. Ainsi, le programme fédéral de financement des infrastructures, qui partage les coûts également entre les trois ordres de gouvernement, constitue un financement par projet. Dans chaque cas, une entente est signée précisant les obligations propres à chaque gouvernement. Les risques financiers rattachés au retrait d'un gouvernement sont donc réduits au minimum.

Au contraire, une entente à durée déterminée – généralement cinq ans dans le cadre canadien – visant l'implantation d'un programme récurrent a un impact à long terme sur le niveau de dépense des deux gouvernements en cause. Le gouvernement donneur peut avoir mal évalué le coût de l'entente, ce qui peut conduire à une situation budgétaire précaire. Si le financement dans le cadre d'une entente est lié à l'évolution des coûts du programme et que ces derniers sont fonction des décisions du gouvernement receveur, il se peut que les décisions de ce dernier entraînent une croissance des coûts non prévue par le gouvernement donneur. Dans un tel cas, il faudra trouver les fonds nécessaires. Le gouvernement donneur devra toucher des recettes additionnelles ou laisser son déficit augmenter, ou encore il devra revoir ses priorités de dépense ou revoir à la baisse sa contribution de transfert. Chacune de ces décisions aura des conséquences non négligeables pour le gouvernement. Par exemple, le choix naturel pour le gouvernement donneur peut être de revoir à la baisse sa contribution financière au moment de la prochaine entente, mais cela pourrait avoir des conséquences politiques néfastes, comme la réprobation des gouvernements receveurs des transferts.

Pour le gouvernement receveur, le risque est encore plus grand, puisqu'il fournit les services, surtout si ces derniers sont appréciés et jugés essentiels par l'ensemble de la population. Le retrait partiel ou total du gouvernement donneur entraînera un manque à gagner qui pourra lui causer des difficultés financières. La situation pourra être encore plus critique si les conditions rattachées au versement du transfert sont maintenues, parce qu'il arrive souvent que ces dernières restreignent les possibilités de diminuer les coûts. Comme le gouvernement donneur, le gouvernement receveur devra ou trouver des recettes additionnelles, ou laisser son déficit augmenter, ou revoir ses priorités de dépense, ou revoir à la baisse les services qui sont l'objet de l'entente de transfert. Quelle que soit la décision du gouvernement, elle aura des conséquences pour lui.

2. TRANSFERTS FINANCIERS FÉDÉRAUX-PROVINCIAUX AU CANADA

Les transferts financiers existent depuis le début de la Confédération canadienne. Mais les transferts fédéraux-provinciaux ont pris une importance sans précédent à partir du milieu des années 1950 lorsque le gouvernement fédéral a décidé de jouer un rôle de leader dans l'implantation des programmes sociaux que nous connaissons aujourd'hui.

Déséquilibre vertical

Politiquement, la Seconde Guerre mondiale avait permis au fédéral, au nom de l'obligation de se défendre, d'exploiter la fiscalité des contribuables comme jamais auparavant, en monopolisant la perception des impôts. Cette centralisation de la fiscalité, le fédéral l'a maintenue après le conflit, afin de rembourser sa dette de guerre. La dette remboursée, il se retrouvait avec des sources de fonds nettement excédentaires par rapport à ses responsabilités, donc en déséquilibre vertical positif[3]. Il a décidé de conserver sa capacité fiscale et de proposer des transferts financiers aux provinces qui voudraient offrir à leur population des programmes sociaux. L'élaboration de ces programmes avait fait l'objet de débats à l'échelle nationale.

2.1. LES TRANSFERTS FINANCIERS OFFERTS PAR LE FÉDÉRAL

Le fédéral s'est servi des fonds excédentaires pour offrir aux provinces des partages de coûts, mais aussi un partage de recettes. Au titre du partage de recettes, le fédéral a mis en place en 1957 des transferts de péréquation aux sept provinces les moins bien nanties pour compenser leur faible capacité fiscale et leur permettre d'offrir des services publics comparables à ceux des

3. Gouvernement du Québec, *Fiscalité et financement des services publics : L'occupation effective des champs de taxation au Québec*, n° 17, Québec, Les Publications du Québec, 1996.

autres. Ce faisant, il cherchait à atteindre une plus grande équité interrégionale. Ces transferts sont inconditionnels. Si l'autonomie des gouvernements provinciaux ne se trouve pas remise en cause, il n'en demeure pas moins que le gouvernement fédéral ne peut répondre de l'utilisation des fonds qu'il transfère et que, dans cette situation, il y a pour lui un bris du principe d'imputabilité.

Le gouvernement fédéral s'est également servi de ses fonds excédentaires pour inciter les provinces à offrir des programmes sociaux équivalents d'un océan à l'autre. Les principaux transferts visaient à instaurer des programmes universels de santé et d'éducation. Le gouvernement fédéral a proposé un partage de coûts pour le financement de ces nouveaux programmes. Toutes les provinces y ont finalement adhéré parce que le fédéral en finançait une très grande part. Elles n'avaient pratiquement pas le choix. Si une province s'y refusait, ses citoyens, par leur impôt fédéral, payaient les services aux citoyens des provinces qui, elles, avaient adhéré. C'est une des raisons qui ont amené le Québec à participer à ces programmes, bien qu'il fût réticent à voir le fédéral intervenir dans ses champs de compétence. Par contre, le Québec a toujours tenté d'obtenir qu'une partie des transferts soit versée en points d'impôt et une partie en argent. La proportion des transferts fiscaux était plus importante au Québec qu'ailleurs, étant donné sa position autonomiste. Par exemple, en 1994-1995, elle y était de 25 % du total des transferts pour le Régime d'assistance publique et de 74 % pour le Financement des programmes établis.

Depuis les années 1970, le fédéral a apporté des changements aux ententes de transfert financier. Au départ, ceux-ci avaient pour but de faciliter la prévision des montants de transfert. Mais, par la suite, le fédéral a modifié les ententes pour diminuer sa contribution. Les changements ont été nombreux et importants, au point d'altérer la nature même des ententes initiales.

Par exemple, en 1982, le fédéral décida de plafonner la croissance des paiements faits au titre de la péréquation. Ce plafonnement a été particulièrement contraignant durant les années 1988-1989 à 1993-1994[4]. Désormais, les paiements ne permettraient plus de ramener la capacité fiscale des provinces pauvres à la norme nationale établie sur la base des cinq provinces suivantes : Québec, Ontario, Saskatchewan, Manitoba et Colombie-Britannique. La conséquence est l'élargissement de l'écart moyen entre la capacité fiscale des provinces bénéficiaires de la péréquation et celle des non-bénéficiaires et, bien sûr, la difficulté grandissante pour les premières de financer les programmes sociaux nationaux. Des changements encore plus importants ont été observés en matière de partage de coûts.

4. François Vaillancourt, *Les transferts fédéraux-provinciaux au Canada*, Étude 3, Québec, Les Publications du Québec, 1995, p. 8.

2.2. Transfert canadien en matière de santé et de programmes sociaux

Au budget de 1995, le gouvernement fédéral décida de remplacer, à partir de l'année 1996-1997, les deux plus importants programmes de transfert par partage de coût, le Régime d'assistance publique du Canada (RAPC) et le Financement des programmes établis (FPE), par le Transfert canadien en matière de santé et de programmes sociaux (TCSPS). Le ministre des Finances du Canada justifia alors cette restructuration par la volonté du fédéral de se donner des obligations financières plus conformes à sa capacité de payer, donc de réduire ainsi sa contribution d'une manière substantielle[5]. Cette restructuration faisait partie du plan de compression des dépenses adopté en vue d'assainir ses finances publiques, qui étaient dans une situation très précaire. Grâce à ce plan, le gouvernement a redressé sa situation financière et devrait, en 1997-1998, avoir un budget équilibré.

Le TCSPS est un financement forfaitaire indépendant du niveau des dépenses provinciales. Le fédéral exige toujours, avec le TCSPS, que les provinces satisfassent aux conditions suivantes : le respect des principes de la loi canadienne sur la santé et l'accès à l'aide sociale sans durée minimale de résidence. Le transfert est versé en partie en argent et en partie en points d'impôt. Il s'agit des points d'impôt déjà consentis aux provinces par le passé en vertu du Régime d'assistance publique et du Financement des programmes établis, y compris l'abattement spécial du Québec. La partie versée en argent est la différence entre le montant total du transfert et la valeur des points d'impôt au moment du transfert. Grâce à sa méthode de calcul, le fédéral diminue ses transferts en argent en soustrayant de sa contribution la bonification fiscale que les points d'impôt transférés ont donnée à la province.

Le TCSPS est composé d'un montant de base, qui est de 26,9 milliards de dollars en 1996-1997 et de 25,1 milliards de dollars annuellement pour les années 1997-1998 à 1999-2000. De plus, un montant additionnel est prévu si la méthode de calcul du TCSPS ne permet pas de verser en argent un montant de transfert plancher de 11,5 milliards de dollars en 1996-1997 et de 12,5 milliards de dollars pour les années subséquentes. En 1996-1997 et en 1997-1998, le montant du TCSPS qu'une province recevra est fonction de la part relative à laquelle elle avait droit au titre du RAPC en 1994-1995 et au titre du FPE en 1995-1996.

Le TCSPS de chaque province est déterminé par une formule qui tenait compte, en 1996-1997, des parts relatives imparties en vertu des anciens programmes du RAPC et du FPE. En 1997-1998, le montant du transfert sera

5. Canada, *Plan budgétaire*, Ottawa, Sa Majesté la Reine Chef du Canada, 1995, p. 35.

rajusté en fonction de la croissance démographique depuis 1995-1996. Les années subséquentes, les parts relatives des provinces seront également rajustées pour mieux refléter leur part de la population canadienne, de telle sorte qu'à la fin de la période de cinq ans les disparités de financement par habitant auront été réduites de moitié.

À partir de 2000-2001, le montant de base de 25,1 milliards de dollars sera indexé chaque année en fonction de la croissance annuelle moyenne du PIB nominal des trois années précédentes, de laquelle on retranchera un pourcentage préétabli : 2 % en 2000-2001, 1,5 % en 2001-2002 et 1 % en 2002-2003.

Le TCSPS qui a été imposé par le gouvernement fédéral représente des coupes sévères par rapport à la somme des transferts financiers faits en vertu du RAPC et du FPE. Selon les estimations du ministère des Finances du Québec, le manque à gagner dû à l'introduction du TCSPS pour la période de 1996-1997 à 1998-1999 correspond à 3,1 milliards de dollars pour le Québec[6]. Mais quelle était l'entente initiale et quelle a été son évolution ?

Le RAPC, établi conjointement par le gouvernement fédéral et les gouvernements provinciaux en 1966, est une entente visant à financer les programmes d'assistance sociale et de services sociaux. La contribution fédérale correspondait à l'origine à 50 % des dépenses. Si le fédéral contrôlait la destination de ces fonds, il ne contrôlait pas l'importance des sommes en jeu. En effet, chaque province jouit d'une autonomie d'action, puisqu'elle est responsable de la définition des services et des normes. Ce type de partage de coûts peut inciter les provinces à dépenser davantage, puisqu'elles n'ont à financer que 50 % du coût des services offerts. Les provinces auront donc des normes différentes. Par exemple, les montants versés en Ontario au titre de la sécurité du revenu sont supérieurs à ceux versés au Québec. L'Ontario peut se le permettre, sa capacité fiscale étant supérieure à celle du Québec. Sans affirmer qu'il s'agit de dépenses extravagantes, force est d'admettre que cette situation peut prêter flanc à la critique, du point de vue de la répartition de la richesse. En effet, les provinces moins bien nanties participent, par les impôts qu'elles versent au fédéral, au financement d'un programme de sécurité du revenu offert par une province mieux nantie, qui est plus généreux que le leur.

En 1990, le fédéral plafonnait sa contribution pour les trois provinces les plus riches, l'Ontario, l'Alberta et la Colombie-Britannique, la limitant à une croissance annuelle maximale de 5 %. À cause de ce changement, le programme ne couvre plus 50 % de leurs dépenses. Ainsi, l'Ontario a vu grimper ses coûts de prestations de sécurité du revenu et elle a dû supporter le

6. Gouvernement du Québec, *Budget 1998-1999 : Plan budgétaire*, Québec, Section 3, p. 31.

financement du manque à gagner lors de la récession du début des années 1990. En 1993-1994, les transferts fédéraux ne permettaient de couvrir que 29 % des coûts de la sécurité du revenu en Ontario ; et la réaction du gouvernement a été vive[7]. En 1994, le gouvernement fédéral a étendu le plafonnement de sa contribution pour le RAPC et a gelé les transferts à toutes les provinces pour l'année financière 1995-1996.

En 1977, le fédéral mettait en place le FPE, qui remplaçait les programmes de partage de coûts pour la santé, l'assurance-hospitalisation et l'enseignement postsecondaire. Le fédéral ne voulait plus, entre autres, que sa contribution dépende des décisions provinciales, sans autre limite financière que celle découlant de l'obligation des gouvernements provinciaux de supporter leur part des coûts. Pour les gouvernements provinciaux, la formule de transfert comportait également des faiblesses, comme le fait que le fédéral limite sa contribution à l'enseignement postsecondaire en introduisant un plafond à partir de 1973-1974 et que les gouvernements provinciaux doivent dépenser plus que nécessaire pour les services en raison de la forme de financement[8].

Le fédéral, avec le FPE, contrôlait mieux sa contribution puisque celle-ci consistait pour l'essentiel à indexer la contribution totale de 1975 au rythme de la croissance économique et à la répartir en fonction de la population de chaque province. Sa contribution n'était plus liée aux décisions provinciales. De plus, depuis 1982, le gouvernement fédéral a réduit son facteur d'indexation, pour ne plus indexer sa contribution à partir de 1989-1990. Ces coupes des transferts fédéraux étaient fortement dénoncées par les gouvernements provinciaux touchés. Selon le ministre des Finances du Québec, les transferts au titre du FPE ne représentent plus que 37,2 % des coûts en 1994-1995, alors qu'ils en représentaient 47,6 % en 1977-1978[9].

3. L'ÉVOLUTION DES TRANSFERTS FINANCIERS

3.1. QUELQUES OBSERVATIONS

Plusieurs observations se dégagent de l'examen de l'évolution des ententes des transferts financiers fédéraux-provinciaux. D'abord, les programmes sociaux que nous nous sommes donnés au Canada sont visiblement

7. Harriet L. De Koven, « Federal-provincial transfers ; which way from here ? », *Options politiques*, vol. 14, n° 10, décembre 1993, p. 45-49.

8. Gouvernement du Québec – Ministère des Finances, *La nature et l'évolution des transferts du Gouvernement du Canada au Gouvernement du Québec : 1972-77 et 1977-82*, Québec, octobre 1981, p. 14-15.

9. Gouvernement du Québec, *Budget 1995-1996 : Discours sur le budget et renseignements supplémentaires*, Québec, 1995, annexe E, p. 17.

au-dessus de notre capacité de payer et plus particulièrement au-dessus de celle du gouvernement fédéral, qui a dû revoir à la baisse, et lourdement, ses transferts financiers. Le retrait du fédéral a été justifié par l'obligation impérative qu'il a eue d'éliminer son déficit imposant. Conséquence : le gouvernement fédéral contribue moins à la redistribution de la richesse au pays, et ce, sur le plan horizontal, avec le plafonnement des transferts de la péréquation, et, dans une plus grande proportion, sur le plan vertical, avec ses coupes sévères dans les transferts sociaux.

Ensuite, les déficits gouvernementaux sont pour une bonne part dus au retard à agir. Le fédéral a déclaré tout au cours des années 1980 des déficits annuels élevés qui ont été en moyenne de 30 milliards de dollars au cours de la période de 1985 à 1994. Le gouvernement fédéral a vraiment tardé à rééquilibrer sa situation financière. Ce retard n'est certainement pas étranger au coût politique appréhendé que représentait une forte diminution de son financement des principaux programmes sociaux, ce qui inclut, bien sûr, les transferts financiers. Au cours des années 1980 et au début des années 1990, tous les gouvernements fédéraux qui se sont succédé ont agi dans le même sens, c'est-à-dire qu'ils ont diminué les transferts financiers[10]. Ce n'était toutefois pas suffisant pour éliminer le déficit structurel du fédéral. Les provinces ont toujours réagi fortement au désengagement du fédéral même s'il n'était pas de l'ampleur de celui de 1996-1997 avec le TCSPS. En somme, le fédéral était, en 1995, dans une situation financière très précaire lorsqu'il adopta un plan pour rééquilibrer ses finances.

Les provinces ont également vu leurs déficits augmenter, d'une façon substantielle, au cours des années 1980 et au début des années 1990[11]. Une partie de cette augmentation est attribuable à la diminution des transferts financiers du fédéral. Les provinces aussi ont tardé à agir pour contrer les déficits grandissants, préférant dénoncer le désengagement du fédéral plutôt que d'agir et de diminuer leurs propres dépenses.

La forte réaction des provinces au retrait du fédéral était justifiée. En effet, les ententes de départ stipulaient une contribution du fédéral, et les provinces avaient pris leur décision d'adhérer au programme sur la base de cette contribution. Les décisions unilatérales du gouvernement fédéral de diminuer sa contribution changent le partage de coûts initialement convenu entre les deux ordres de gouvernement et mettent en évidence la subordination des gouvernements provinciaux au gouvernement fédéral, donc leur

---

10. David Robertson Cameron, « Half-eaten Carrot, Bent Stick ; Decentralization in an Era of Fiscal Restraint », *Administration publique du Canada*, vol. 37, n° 3, p. 431-444.

11. Ministère des Finances du Canada, *Les Défis économiques du Canada : Document d'information*, Ottawa, janvier 1994, p. 38.

perte d'autonomie. Les coûts des programmes continuant à croître, les provinces se doivent de compenser le manque à gagner soit par des augmentations des impôts, soit par une augmentation du déficit, soit par des diminutions de services ou des coupes dans les autres dépenses. Chaque solution comporte des difficultés d'application.

D'abord, il serait difficile d'envisager un alourdissement des impôts, étant donné que la fiscalité au Canada est l'une des plus lourdes des pays de l'OCDE, nettement plus élevée que celle de nos principaux partenaires commerciaux, les États-Unis et le Japon. Les recettes fiscales de l'ensemble du secteur public en pourcentage du PIB sont en 1993, selon l'OCDE, de 35,9 % au Canada comparativement à 27 % aux États-Unis et à 29,1 % au Japon[12]. En ce qui concerne les Québécois, ils ont la charge fiscale la plus lourde de tous les Canadiens : elle représentait 39,6 % en 1993[13]. La pression actuelle va dans le sens d'un allégement fiscal. Faire un déficit est tout aussi difficilement imaginable, vu l'importance des déficits accumulés et, surtout, l'engagement formel du gouvernement du Québec d'éliminer son déficit pour l'année 2000.

La dernière possibilité est de revoir à la baisse les services touchés par les transferts ou de répartir les coupes entre les autres services. Il est souvent difficile pour le gouvernement de délaisser une partie de ses responsabilités au profit de celles qui ont fait l'objet d'un désengagement financier de la part du gouvernement fédéral. Il est tout aussi difficile de revoir à la baisse des services auxquels la population tient[14]. Le coût politique peut en être élevé pour le gouvernement. Les citoyens comprennent mal le fonctionnement des transferts financiers et ont tendance à adresser les reproches au gouvernement qui fait les coupes sans voir la dynamique du financement des programmes dont le gouvernement fédéral se retire. Il ne s'agit pas de déplorer que le gouvernement fédéral fasse des coupes dans ses transferts financiers sans en payer le prix politique, mais bien de regretter que le déséquilibre vertical que nous observons depuis la Seconde Guerre persiste encore.

Finalement, le gouvernement fédéral a retrouvé sa situation d'équilibre financier et envisage de nouveau qu'une partie des excédents soit réinvestie dans les programmes sociaux. Les discussions à ce sujet devraient débuter bientôt, puisque les premiers ministres des provinces ont déjà pris publiquement position sur l'union sociale canadienne et que le fédéral s'est dit disposé à entamer des discussions.

---

12. OCDE, *Statistique des recettes publiques 1965-1996*, Édition 1996, p. 75.
13. Gouvernement du Québec, *Fiscalité et financement des services publics : Les finances publiques du Québec*, Document 3, Les Publications du Québec, 1996, p. 9.
14. Sondagem, « Sondage Le Devoir-Sondagem », *Le Devoir*, 25 mars 1996, p. 1.

3.2. Que pouvons-nous souhaiter pour l'avenir ?

Dans la situation actuelle, que pouvons-nous souhaiter en tenant compte des leçons que nous enseigne l'expérience fédérale-provinciale en matière de transferts financiers ? D'abord, les baisses importantes des transferts financiers au cours des vingt dernières années remettent en cause les ententes initiales entre gouvernements. Une réforme s'impose. Le problème du déséquilibre vertical qui persiste dans la fédération doit être corrigé. Pour y arriver, il est impératif que les ententes fédérales-provinciales conduisent à des transferts aux provinces qui soient permanents et de nature fiscale, permettant à celles-ci de s'acquitter de leurs responsabilités. Le fédéral se doit de faire la redistribution de richesse horizontale à partir principalement d'une amélioration de la péréquation.

Premièrement, le fédéral a reconnu ce déséquilibre dès le départ puisqu'il a proposé les programmes en offrant aux provinces une contribution substantielle à leur financement. Deuxièmement, les transferts financiers en argent posent un problème d'imputabilité politique pour le gouvernement donneur puisque les conditions de versement, qui permettraient d'atténuer ce problème, sont dans les faits de moins en moins contraignantes, visant à donner une plus grande marge de manœuvre aux gouvernements provinciaux pour faire des économies. Troisièmement, les programmes sociaux sont des services récurrents qui demandent un financement stable et ne devraient pas avoir à subir des coupes de financement unilatérales à répétition, comme ce fut le cas au cours des vingt dernières années. Finalement, les citoyens ont clairement indiqué leur attachement aux programmes sociaux et, par conséquent, il serait normal que l'on emploie en priorité le produit de la fiscalité à les financer.

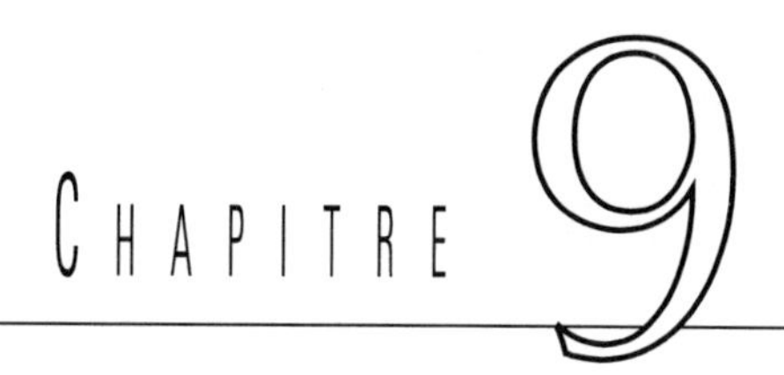

Fiscalité, revenus autonomes et processus budgétaires

Quelques observations*

Renaud Lachance et François Vaillancourt

INTRODUCTION

L'objectif de ce texte est double : exposer quelques aspects quantitatifs de la fiscalité québécoise et des recettes qui en découlent et se pencher sur les principaux facteurs qui en expliquent l'évolution. La première partie présente de l'information sur les assiettes d'imposition, les recettes fiscales et les taux de taxation, alors que la seconde traite des déterminants de la fiscalité québécoise.

* Les auteurs remercient Sandrine Bourdeau-Primeau pour son assistance de recherche.

1. ASSIETTES, RECETTES ET TAUX DE LA FISCALITÉ QUÉBÉCOISE, 1970-1990

FIGURE 1 **Synthèse de la fiscalité**

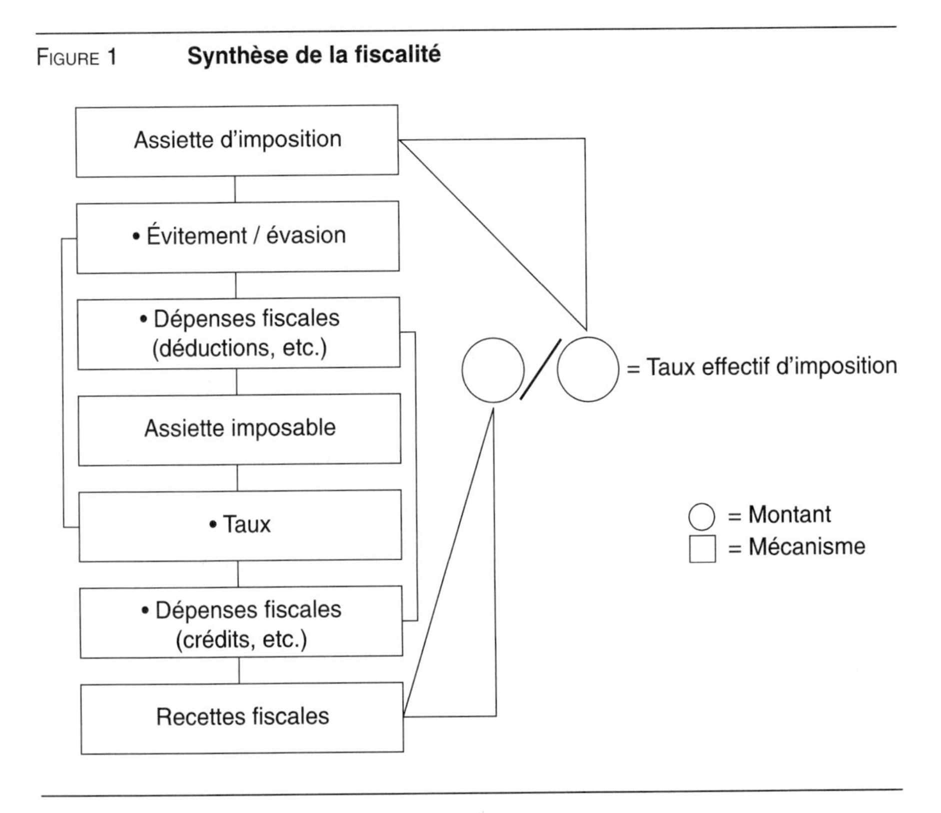

Les niveaux et la composition des recettes autonomes du Québec dépendent de la fiscalité propre à chaque assiette. Les quatre grandes assiettes sont : le revenu personnel (impôt sur le revenu des particuliers), les profits des sociétés (impôt sur le profit des sociétés), les dépenses de consommation (taxe sur les biens et services) et le revenu de travail (taxe sur la masse salariale). Pour chaque assiette, le schéma de la figure 1 s'applique. On peut l'illustrer à l'aide de données pour l'impôt sur le revenu des particuliers en 1995 au Québec, comme cela apparaît dans la figure 2.

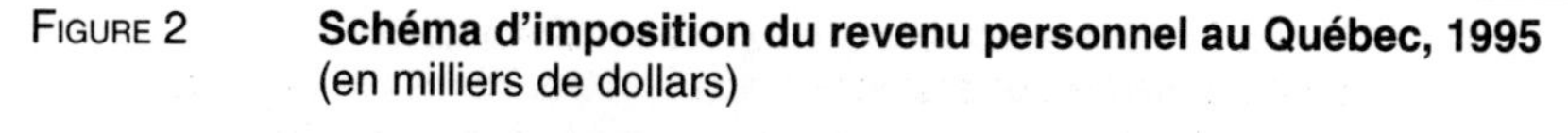

FIGURE 2 **Schéma d'imposition du revenu personnel au Québec, 1995** (en milliers de dollars)

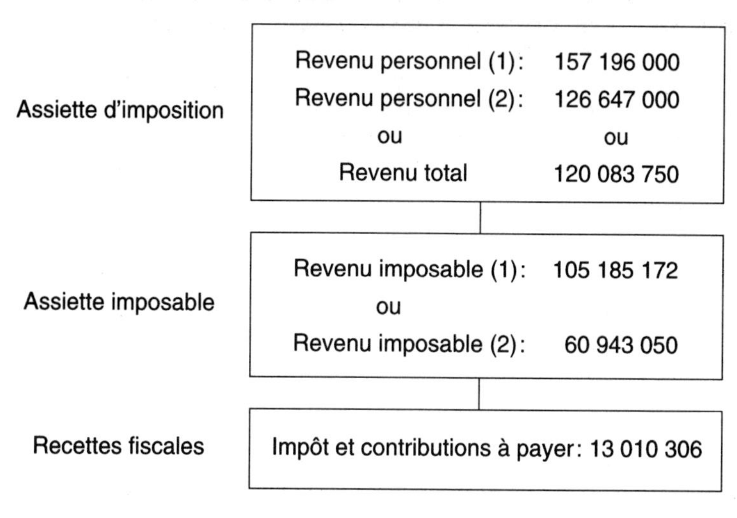

Source : Revenu personnel : Bureau de la Statistique du Québec, *L'Écostat*, décembre 1997. Revenu total, revenu imposable et impôt et contributions à payer : *Statistique fiscale des particuliers*, Revenu Québec.

Notes :
- Revenu personnel (1) inclut les transferts (aide sociale, assurance-emploi, etc.), alors que Revenu personnel (2) les exclut.
- Le revenu personnel est tiré des comptes économiques. Il s'agit des revenus reçus par les individus.
- Le revenu total est tiré des statistiques fiscales. Il s'agit des revenus individuels potentiellement imposables. Il est donc plus petit que le revenu personnel, entre autres, car certains transferts ne sont pas imposables et les revenus d'individus ne produisant pas de déclarations de revenus, étant donné leur faible taille, sont exclus.
- Le revenu imposable est tiré des statistiques fiscales : Revenu imposable (1) est brut de la valeur des crédits d'impôt non remboursables et Revenu imposable (2) est net de ce montant.

Reprenons maintenant les étapes de la figure 1 une à une en examinant les quatre grandes sources de revenus autonomes.

1.1. ASSIETTES D'IMPOSITION

Nous présentons, au tableau 1, l'évolution des quatre assiettes fiscales en termes absolus (000 000 $ courants) et en termes relatifs, soit en pourcentage du PIB. À l'examen de ce tableau, on observe les tendances suivantes :

- croissance légère (4 points de pourcentage ou 6,5 % au total), pour la période 1970-1996, de l'importance de l'assiette consommation ;

TABLEAU 1 **Évolution des assiettes d'imposition Québec, 1970-1996, en millions de dollars courants et en pourcentage du PIB**

Année	Consommation		Revenu de travail et de placements		Revenu de travail		Profits des sociétés		PIB
	$ (1)	% (2)	$ (3)	% (4)	$ (5)	% (6)	$ (7)	% (8)	$ (9)
1970	13 179	58,6	15 356	68,3	14 099	62,7	1 925	8,6	22 484
1971	14 143	58,3	16 692	68,8	15 367	63,3	2 129	8,8	24 271
1972	15 939	58,6	18 851	69,3	17 228	63,3	2 563	9,4	27 217
1973	18 379	59,4	21 660	70,0	19 680	63,6	3 259	10,5	30 928
1974	21 304	58,6	25 652	70,6	23 155	63,7	4 381	12,1	36 342
1975	24 630	60,2	29 726	72,6	26 867	65,6	4 240	10,4	40 944
1976	27 706	58,1	34 243	71,8	30 940	64,9	4 295	9,0	47 697
1977	30 504	58,4	37 915	72,6	34 229	65,6	4 309	8,3	52 211
1978	33 607	57,8	41 818	71,9	37 387	64,3	5 297	9,1	58 122
1979	37 785	58,2	47 317	72,9	41 847	64,4	6 808	10,5	64 939
1980	41 831	57,9	53 845	74,6	47 168	65,3	7 641	10,6	72 220
1981	46 879	58,7	60 838	76,2	52 065	65,2	6 424	8,0	79 834
1982	50 089	59,2	65 028	76,8	54 639	64,5	4 056	4,8	84 668
1983	55 194	60,4	67 458	73,8	57 322	62,7	5 994	6,6	91 379
1984	60 320	60,4	74 450	74,5	63 232	63,3	7 508	7,5	99 881
1985	65 988	61,5	79 543	74,2	67 533	63,0	8 182	7,6	107 244
1986	71 879	61,6	85 249	73,1	72 389	62,1	8 711	7,5	116 622
1987	77 798	60,6	92 774	72,3	79 122	61,6	11 054	8,6	128 379
1988	83 458	59,4	100 571	71,5	85 483	60,8	13 843	9,8	140 584
1989	89 357	60,3	108 258	73,1	90 790	61,3	13 099	8,8	148 144
1990	93 283	60,9	116 019	75,7	95 787	62,5	9 493	6,2	153 164
1991	96 457	62,0	117 075	75,3	98 069	63,0	7 413	4,8	155 575
1992	98 573	62,6	118 408	75,2	100 312	63,7	6 956	4,4	157 373
1993	101 492	62,8	119 062	73,6	102 072	63,1	8 353	5,2	161 720
1994	103 764	62,0	121 443	72,6	104 577	62,5	11 712	7,0	167 302
1995	106 214	61,4	126 017	72,8	107 501	62,1	13 273	7,7	173 085
1996	110 159	62,8	127 226	72,5	109 361	62,4	13 105	7,5	175 396
1997	–	–	–	–	–	–	–	–	185 366

Source : Cansim : D45064, D31809, D31604, D43266 à D43269.

Note : Les assiettes n'étant pas mutuellement exclusives, les pourcentages d'une ligne ne totalisent pas 100 %.

- stabilité de l'assiette rémunération du travail, mais croissance de l'assiette rémunération + revenu de placements, ce qui implique une importante croissance de ce second terme ;
- croissance de l'assiette bénéfice des sociétés qui, par contre, montre un niveau élevé de fluctuations conjoncturelles (le ratio sommet/creux étant égal à 2,75).

La taille de ces assiettes d'imposition ne sera pas affectée par les mesures fiscales si celles-ci n'ont un impact que sur l'assiette imposable. En pratique, le calcul du PIB fait appel à bon nombre de données fournies par les autorités fiscales et il y a alors danger de contamination et donc d'erreur de mesure.

1.2. Assiettes imposables

L'évolution des assiettes imposables dépend non seulement de l'évolution des assiettes d'imposition, mais également de l'évolution des activités d'évitement et d'évasion ainsi que de l'existence et de l'utilisation des déductions, exemptions et crédits qui donnent lieu à des dépenses fiscales.

1.2.1. Évitement et évasion

Vaillancourt[1] fait le tour de la question de l'économie souterraine au Canada. Ses principales conclusions sont que :

- la taille de l'économie souterraine s'est accrue au Canada, de 1970 à 1995, l'évolution de ses cinq déterminants (permissivité du cadre légal, niveau de fiscalité, disponibilité du temps, nature de l'activité économique, environnement sociopolitique) ayant facilité cette croissance ;
- l'importance de l'économie souterraine, soit l'ensemble des activités légales ou illégales non déclarées à des fins de fiscalité, est de l'ordre de 7 % à 9 % du PIB en 1991 ;
- les pertes de recettes fiscales sont d'environ le quart de ce total, étant donné la distribution des activités entre individus et ménages.

Il n'est donc pas surprenant que le gouvernement du Québec ait établi un plan d'action, entré en vigueur en 1996, pour accentuer la lutte au travail au noir. Il en résulte que la divergence entre assiette d'imposition et assiette imposable, qui allait en s'accroissant au début des années 1990, devrait commencer à diminuer.

1. François Vaillancourt, « L'économie souterraine au Canada : mesure et déterminants », *Actes du Congrès 1997*, Montréal, Association de planification fiscale et financière, 1998, p. 1.51-1.71.

1.2.2. Dépenses fiscales

Il est difficile de calculer l'impact des dépenses fiscales sur l'assiette imposable de l'impôt sur le revenu des particuliers, car la méthode utilisée dans leur calcul pour 1977[2] et 1992-1993[3] ne permet pas, au sens strict, d'additionner ces dépenses. En effet, le coût de chaque dépense fiscale est estimé en soi, étant donné la constance des autres éléments du calcul, ce qui n'est pas approprié en cas de sommation.

À l'examen des deux études, on peut quand même noter les points suivants :

- en 1977 et 1993, les principales dépenses fiscales visant les particuliers sont liées à l'accumulation de fonds dans les régimes de pension agréés (employeurs) et dans les REER, aussi bien par les cotisations annuelles (992 millions-RPA et 721 millions-REER en 1993) que par la non-taxation du revenu de placements (1 691 et 448 millions respectivement) ;
- de 1977 à 1993, la structure des dépenses fiscales visant les particuliers évolue. Ainsi, on ne retrouve pas, en 1992-1993, l'exemption des premiers 1 000 $ d'intérêts et dividendes ni la déduction automatique de 100 $ pour les dons de charité qui existaient en 1977. De façon générale, on cible plus les dépenses fiscales en 1993 qu'en 1977, au niveau québécois ;
- en 1993, la taxation du revenu des particuliers par le gouvernement québécois se distingue de celle du gouvernement fédéral, d'abord par des dépenses fiscales visant la famille et les enfants, puis, par des dépenses fiscales visant des activités dites plus créatrices d'emplois, telle la R-D ;
- en 1993, la taxation du revenu corporatif par le Québec se distingue de celle imposée par le gouvernement fédéral, pour l'essentiel, par un traitement plus généreux de la R-D. En ce qui regarde la taxation des biens et services, on observe très peu de différences (les livres étant la principale différence).

2. Jacques Jobin et Jean-Marie Dufour, « Mesure et incidence des dépenses fiscales au Québec », *L'Actualité économique*, vol. 61, n° 1, mars 1985, p. 93-111.
3. Ministère des Finances du Québec, *Les dépenses fiscales*, Fiscalité et financement des services publics, Québec, Les Publications du Québec, 1996.

TABLEAU 2 **Nombre de déclarations et revenu imposable, IRP, Québec, 1973 et 1995**
(Données provinciales et fédérales)

	Provincial		Fédéral		Provincial/Fédéral	
	1973 (1)	1995 (2)	1973 (3)	1995 (4)	1973 (5)	1995 (6)
Nombre de déclarations						
– imposables	2 110 414	3 018 972	2 001 003	3 405 810	1,05	0,89
– non imposables	690 691	1 828 959	728 788	1 693 320	0,95	1,08
Total	2 801 105	4 847 931	2 729 791	5 099 130	1,03	0,95
Revenu imposable (000 000 $)	12 372	60 943	11 188	59 908	1,11	1,02

Sources : – Fédérales : Revenu Canada 1973, *Statistique fiscale 1975*, tableau 1, p. 17.
1995, *Statistique sur l'impôt des particuliers 1995*, tableau 5, p. 119.
– Provinciales : Revenu Québec 1973, *Statistiques fiscales des particuliers du Québec 1975*, tableau 22, p. 131.
1995, *Statistiques fiscales des particuliers 1997*, tableau 2, p. 42.

Globalement, comme l'indique le tableau 2, les évolutions respectives des fiscalités individuelles fédérales et provinciales font que le nombre de contribuables québécois imposables, au niveau provincial, a décru de 1973 à 1995 comparativement à celui au niveau fédéral.

1.3. TAUX STATUTAIRES DE TAXATION

Au tableau 3 sont énumérés quelques-uns des taux de la fiscalité québécoise. Précisons d'emblée qu'une telle présentation ne saurait rendre pleinement justice à la complexité de cette fiscalité : elle permet cependant d'en faire ressortir quelques traits caractéristiques.

1.3.1. Impôt personnel sur le revenu

Les faits suivants méritent d'être notés :

– premièrement, la progressivité statutaire a diminué en raison, à la fois, d'une hausse du taux minimum (multiplié par plus de 3 de 1970 à 1998) et d'une baisse du taux maximum (de 33 % de 1970 à 1998). Une première réduction du taux maximum se fait en 1972. Elle est suivie d'une hausse en 1978, puis de trois baisses de 1986 à 1989. Le Québec suit donc la tendance mondiale d'abaisser ce taux durant les années 1980, mais s'en distingue par la hausse de 1978[4] ;

- deuxièmement, les taux québécois semblent réagir aux réformes de la fiscalité fédérale de 1972 et 1988, deux réformes qui élargissaient l'assiette imposable en réduisant les dépenses fiscales ;
- troisièmement, les partis politiques marquent la fiscalité québécoise en 1978. Ainsi, le premier budget de Jacques Parizeau (1977) vise explicitement l'objectif social-démocrate du Parti québécois d'accroître le fardeau fiscal des contribuables plus à l'aise en haussant leur taux marginal maximum. Le premier budget de Gérard D. Lévesque (1995) vise à le défaire, entre autres en abolissant l'impôt sur les successions.

1.3.2. Impôt corporatif et FSS

Le principal changement, dans le premier impôt, est la réduction soudaine, en 1982, du taux des petites entreprises, et ce, entièrement par choix, sans choc extérieur. Cette baisse de l'impôt corporatif s'accompagne du choix de doubler le taux du FSS.

1.3.3. Taxe de vente

Ici, le taux est relativement stable. Les variations des années 1990 s'expliquent par le remplacement de la taxe de vente au détail par une TPS québécoise, et donc par l'élargissement de l'assiette imposable résultant de l'inclusion des services.

1.4. Recettes fiscales

Nous examinons, à l'aide du tableau 4, l'évolution du taux d'imposition réel des quatre grandes assiettes et de l'importance de chaque recette au sein des recettes autonomes.

Examinons tout d'abord les taux effectifs. On constate que :

- le taux effectif sur le revenu des particuliers a crû de façon marquée de 1970 à 1977, puis s'est stabilisé à 10 % ;
- le taux effectif d'imposition de la consommation a quelque peu décru de 1970 à 1996, alors que celui de la masse salariale a augmenté de façon continue ;

4. Cedric Sandford, « Successful Tax Reform », *World Wide Tax Reform : An Overview*, Bath, Fiscal Publications, 1993, p. 9-23.

TABLEAU 3 **Taux statutaires de taxation Québec, 1970-1998, quatre assiettes**

Année	Impôt personnel sur le revenu (IPR) (%)		Impôt corporatif sur le revenu (ICR) (%)		Taxe de vente (TV) (%)	Taxe sur la masse salariale (FSS) (%)
	Minimum	Maximum	Petites firmes	Grandes firmes		
1970	5,5	40	12	12	8	NE
1971	5,5	40	12	12	8	0,8
1972	10	28	12	12	8	0,8
1973	10	28	12	12	8	0,8
1974	10	28	12	12	8	0,8
1975	16	28	12	12	8	0,8
1976	16	28	12	12	8	0,8
1977	16	28	12	12	8	1,5
1978	13	33	12	12	8	1,5
1979	13	33	12	12	8	1,5
1980	13	33	12	13	8	1,5
1981	13	33	12	13	8	3,0
1982	13	33	3	8,0	8	3,0
1983	13	33	3	5,5	9	3,0
1984	13	33	3	5,5	9	3,0
1985	13	33	3	5,5	9	3,0
1986	13	28	3,15	5,9	9	3,0
1987	13	28	3,22	5,9	9	3,22
1988	16	26	3,22	5,9	9	3,22
1989	16	24	3,36	6,16	9	3,36
1990	16	24	3,45	6,33	9	3,45
1991	16	24	3,45	6,90	8	3,525
1992	16	24	5,75	8,90	4/8	3,75
1993	16	26,4	5,75	8,90	4/8	3,75
1994	16	26,4	5,75	8,90	4/8	3,75
1995	16	26,4	5,75	8,90	6,5	4,09
1996	16	26,4	5,75	8,90	6,5	4,26
1997	16	26,4	5,75	8,90	6,5	4,26
1998	16	26,4	5,75	8,90	7,5	4,26

Sources : Divers documents du Canadian Tax Foundation, dont *Provincial Finances 1971-1991*, *The National Finances 1990-1994*, *Finances of the Nations 1995-1997*, et des chroniques comme « Provincial Budget Roundup », dans le *Canadian Tax Journal*.

Notes :
- IPR. Nous rapportons les taux de base sans réduction ou surtaxe.
- ICR. Nous rapportons les taux statutaires.
- TV. Les deux taux en 1992-1994 s'appliquent respectivement aux services et aux biens.
- Nous rapportons les taux en vigueur le 1er janvier de chaque année.

TABLEAU 4 **Taux effectif d'imposition et importance au sein des revenus autonomes, Québec, 1970-1996, quatre assiettes**

Année	Taux effectif d'imposition				Importance au sein des revenus autonomes				Recettes autonomes/PIB
	TV (1)	IPR (2)	FSS (3)	ICR (4)	TV (5)	IPR (6)	FSS (7)	ICR (8)	(9)
1970	7,6 %	6,4 %	0,2 %	13,3 %	36,3 %	35,8 %	1,2 %	9,3 %	12,2 %
1971	7,9 %	7,1 %	0,6 %	12,0 %	35,2 %	37,2 %	2,9 %	8,0 %	13,1 %
1972	8,0 %	7,9 %	0,6 %	11,9 %	33,9 %	40,0 %	2,9 %	8,1 %	13,8 %
1973	7,8 %	8,3 %	0,6 %	11,6 %	32,9 %	41,2 %	2,7 %	8,7 %	14,1 %
1974	7,8 %	9,2 %	0,7 %	11,5 %	31,1 %	44,0 %	2,9 %	9,5 %	14,7 %
1975	7,6 %	8,9 %	0,8 %	13,0 %	30,7 %	43,2 %	3,3 %	9,1 %	14,9 %
1976	7,3 %	9,5 %	1,2 %	13,7 %	28,6 %	45,9 %	5,2 %	8,3 %	14,9 %
1977	7,1 %	10,3 %	1,3 %	12,6 %	27,2 %	49,1 %	5,5 %	6,8 %	15,3 %
1978	6,5 %	10,1 %	1,3 %	11,8 %	25,6 %	49,9 %	5,7 %	7,4 %	14,6 %
1979	6,5 %	9,8 %	1,2 %	11,2 %	26,1 %	49,2 %	5,5 %	8,1 %	14,5 %
1980	6,4 %	9,9 %	1,3 %	12,0 %	24,8 %	49,7 %	5,6 %	8,5 %	14,8 %
1981	6,8 %	10,0 %	2,4 %	15,7 %	23,6 %	45,3 %	9,5 %	7,5 %	16,8 %
1982	7,5 %	9,8 %	2,4 %	22,1 %	25,8 %	43,8 %	9,2 %	6,2 %	17,2 %
1983	7,6 %	14,6 %	2,5 %	14,4 %	26,9 %	63,0 %	9,2 %	5,5 %	17,1 %
1984	7,3 %	9,7 %	2,4 %	13,3 %	27,5 %	44,9 %	9,4 %	6,2 %	16,1 %
1985	8,0 %	10,1 %	2,4 %	13,2 %	29,3 %	44,7 %	8,9 %	6,0 %	16,8 %
1986	8,2 %	10,0 %	2,5 %	14,0 %	29,7 %	43,1 %	9,3 %	6,2 %	16,9 %
1987	8,1 %	10,4 %	2,6 %	13,3 %	28,4 %	43,4 %	9,2 %	6,6 %	17,3 %
1988	8,0 %	10,2 %	2,5 %	11,4 %	28,2 %	43,4 %	9,2 %	6,7 %	16,8 %
1989	7,7 %	9,8 %	2,7 %	14,4 %	27,9 %	43,1 %	10,0 %	7,7 %	16,7 %
1990	7,6 %	10,4 %	2,8 %	18,0 %	26,9 %	45,6 %	10,0 %	6,5 %	17,3 %
1991	8,1 %	10,5 %	2,8 %	25,2 %	27,7 %	43,9 %	9,8 %	6,6 %	18,1 %
1992	7,8 %	10,1 %	2,8 %	26,6 %	27,2 %	42,7 %	10,0 %	6,6 %	17,8 %
1993	7,0 %	10,3 %	2,9 %	23,4 %	24,9 %	42,9 %	10,2 %	6,8 %	17,8 %
1994	6,7 %	10,2 %	3,2 %	18,1 %	23,7 %	42,4 %	11,2 %	7,2 %	17,6 %
1995	6,9 %	10,2 %	3,4 %	19,0 %	23,9 %	42,2 %	12,1 %	8,2 %	17,7 %
1996	6,3 %	10,3 %	3,4 %	22,4 %	22,4 %	42,3 %	12,1 %	9,4 %	17,7 %
1997	–	–	–	–	21,7 %	42,7 %	11,6 %	10,2 %	18,2 %

Sources : – Cansim : D45064, D31809, D31604, D43266 à D43269.
– Données du ministère des Finances du Québec.

Note : Les colonnes (5) à (8) ne totalisent pas 100 %, car certains revenus autonomes sont exclus.

– le taux effectif d'imposition des profits varie fortement dans le temps, mais si on compare la moyenne de 1970-1974 à celle de 1992-1996, on constate que le taux passe alors de 12 % à 22 % ;

Tournons-nous maintenant vers les parts de chaque assiette. On constatera sans surprise que la part de l'IPR et du FSS s'est accrue et que celle de la fiscalité sur la consommation a décru. Par contre, on est un peu surpris par l'absence de croissance de la part de l'impôt sur les profits des sociétés étant donné l'évolution des taux effectifs de cet impôt.

2. LES DÉTERMINANTS

Un régime fiscal a pour objet principal d'assurer le prélèvement de recettes suffisantes pour financer les dépenses publiques. Mais pourquoi le Québec se finance-t-il plus par les taxes sur la masse salariale que ses voisins canadiens ? Pourquoi le Québec a-t-il été la première province à harmoniser sa taxe de vente au détail à la taxe sur les produits et services du gouvernement fédéral ? Les réponses à ces questions sont bien sûr liées au contexte spécifique associé à chacune de ces mesures fiscales. Il est intéressant, cependant, d'examiner ces questions de manière plus globale pour tenter de cerner les critères décisionnels intervenant dans le choix des mesures fiscales qui façonnant le régime d'imposition du Québec. On pourra ainsi mieux le comprendre, mais aussi mieux en influencer l'évolution en fonction des désirs de la population.

Au Québec comme ailleurs, il existe une certaine méconnaissance des origines et des motifs sous-jacents aux diverses mesures fiscales qui composent notre régime de taxation. Notre processus budgétaire, découlant de la tradition britannique, s'accompagne d'un certain secret qui s'explique non seulement par la volonté d'éviter une fuite avantageant certains contribuables, mais aussi par l'objectif politique de faire du « Discours sur le budget » un événement médiatique important de la gestion des affaires publiques par le gouvernement au pouvoir.

Peu d'écrits existent où l'on tente d'identifier les critères décisionnels de toute nature intervenant dans le choix des politiques de taxation d'un gouvernement. La littérature est encore plus mince lorsqu'il s'agit d'analyser le cas précis du Québec.

Selon nous, il est possible de distinguer trois grands critères décisionnels ou motifs intervenant dans le choix des mesures fiscales composant le régime d'imposition du Québec et le distinguant parfois de celui des autres gouvernements. Il s'agit :

- des aspects politiques de la mesure fiscale envisagée ;
- d'un certain pragmatisme dans la gestion budgétaire et dans l'application de la mesure fiscale ;
- de la pensée économique du ministre des Finances et de la population québécoise.

Ces trois critères sont tous considérés dans le choix d'une mesure ; leur influence varie toutefois d'une mesure à l'autre. Par exemple, les aspects politiques peuvent être l'élément déclencheur d'une mesure fiscale, mais des considérations administratives, comme le contrôle de son coût ou son intégration à d'autres mesures existantes, influenceront également sa conception finale. L'ordre de leur présentation n'indique pas nécessairement un ordre d'importance relative. Tout dépend de la mesure fiscale que l'on examine.

2.1. Premier critère : l'impact politique de la mesure

Tout ministre des Finances étant un politicien, désirant donc conserver le pouvoir, le fait de constater que les impacts politiques constituent un des critères décisionnels dans l'élaboration du régime fiscal n'est pas une grande révélation. Toutefois, dans le cas précis du Québec, en plus des considérations politiques naturelles, les facettes politiques d'une mesure fiscale ont une influence ici qui ne se retrouve pas nécessairement dans les autres provinces canadiennes.

La Constitution canadienne répartit les pouvoirs de taxation entre les gouvernements du Canada, soit le gouvernement fédéral et ceux des provinces. Cette constitution n'impose aucune limite aux pouvoirs de taxation du gouvernement fédéral, à part l'interdiction d'imposer les provinces. De leur côté, les provinces se sont vu accorder, dans la Constitution, un pouvoir de taxation qu'on voulait plus limité. Il s'agissait essentiellement d'un pouvoir de lever des impôts directs dans les limites de la province pour des objets provinciaux seulement. L'imposition de permis et de licences était accordée aux provinces, mais celles-ci ne pouvaient imposer aucun tarif douanier et aucun droit d'accises, deux sources de revenus très importantes à cette époque. En 1867, les impôts directs étaient peu importants ; ils étaient impopulaires et prélevés surtout par les municipalités.

Il découle de cette répartition des pouvoirs de taxation qu'à l'origine on ne voyait pas les provinces comme un palier de gouvernement ayant de grands besoins financiers. Aussi, ne leur avait-on pas accordé un potentiel de taxation très grand. Or, l'histoire est venue jouer un tour aux Pères de la Confédération, essentiellement, parce que les tribunaux d'Angleterre d'abord, puis du Canada par la suite ont interprété les clauses de la Constitution canadienne sur les pouvoirs de taxation des provinces en faveur de celles-ci. D'ailleurs, le dernier jugement de la Cour suprême sur cette question a penché encore une fois en faveur des provinces lorsque cette cour a jugé qu'une taxe de vente au Québec, calquée sur le fonctionnement de la TPS du gouvernement fédéral, serait un impôt direct, donc constitutionnel. Ce jugement permet ainsi à toutes les provinces d'imposer une taxe sur la valeur ajoutée, prélèvement fiscal courant en Europe.

Il n'existe donc pas de contrainte constitutionnelle significative aux pouvoirs de taxation d'une province. Si ses dirigeants politiques le veulent, le régime d'imposition du Québec peut être très différent de celui du gouvernement fédéral. Par exemple, rien n'empêche le Québec d'abolir l'impôt sur le revenu des sociétés, en échange d'une taxe sur le capital encore plus importante. Rien, non plus, n'empêche le Québec d'exempter les vêtements d'enfants de l'application de la TVQ ou de calculer très distinctement le revenu imposable des sociétés et des particuliers comparativement au calcul fédéral.

Le Québec utilise-t-il vraiment cette possibilité de faire diverger sensiblement ses choix de taxation de ceux du gouvernement fédéral ? En général oui, lorsque les critères politiques et économiques dominent dans le processus décisionnel associé à une mesure ; mais non, lorsque les aspects pragmatiques de la mesure dominent.

Le courant politique de l'affirmation nationale au Québec incite les politiciens de la province à affirmer leur souveraineté dans le choix de leurs politiques fiscales, mais aussi à vouloir que la province prélève ses propres impôts et, idéalement, ceux du gouvernement fédéral en provenance du Québec. Ainsi, c'est la seule province canadienne qui prélève son impôt sur le revenu des particuliers et qui utilise le droit de retrait des programmes fédéraux pour diminuer les transferts en argent, les remplaçant par une ponction fiscale équivalente. Les autres provinces ont des ententes de perception avec le gouvernement fédéral obtenues au prix d'une limitation importante dans le choix de leurs mesures fiscales. Prélever lui-même ses impôts donne au gouvernement du Québec une visibilité plus grande auprès de ses citoyens et une plus grande capacité d'intervention fiscale. Il ne faut pas s'étonner que chaque lettre d'un contribuable québécois écrite au ministre des Finances du Québec soit lue avec attention par les fonctionnaires de ce ministère. Toute idée intéressante d'un contribuable sera répertoriée et pourra donner lieu à une mesure fiscale dans un budget du Québec.

Ce désir politique d'une autonomie fiscale pour le Québec a amené les gouvernements québécois à se doter d'un personnel suffisant et compétent au ministère des Finances comme au ministère du Revenu. Une fois en place, cet appareil bureaucratique ne se donne pas comme unique objectif de faire comme le gouvernement fédéral. Ce personnel est un outil essentiel pour que le Québec soit actif et ingénieux sur le plan fiscal. On trouve dans la fonction publique québécoise une expertise en économistes s'intéressant aux politiques de taxation et en fiscalistes plus importante que celle qu'on retrouve dans les autres administrations provinciales du Canada. Québec se donne ainsi les moyens d'avoir des mesures fiscales différentes de celles de ses voisins, d'occuper tous les champs de taxation que lui permet la Constitution canadienne et d'être le percepteur de toutes les recettes fiscales sur son territoire.

Cette quête d'une autonomie politique sur le plan fiscal a joué un rôle important dans la décision du gouvernement du Québec d'être la première province à harmoniser sa taxe de vente à la TPS fédérale. En échange de cette harmonisation, le gouvernement du Québec a obtenu d'être le gouvernement responsable de la collecte non seulement de sa propre taxe, mais aussi de la taxe fédérale sur son territoire. Des motifs politiques sont aussi à la base de l'exemption de la taxe de vente sur les meubles et les vêtements mise en place en 1978 par M. Parizeau, en réaction à une offre de transfert fédéral temporaire du ministre des Finances du Canada de l'époque, M. Jean Chrétien[5].

2.2. Deuxième critère : les considérations pragmatiques

Les choix de taxation du Québec peuvent, d'un point de vue constitutionnel, être très différents des choix des autres provinces et du gouvernement fédéral. Toutefois, un observateur spécialisé dans le domaine constate assez rapidement que le régime fiscal du Québec est, malgré tout, relativement semblable à ceux de ses voisins. Cette constatation est encore plus étonnante si l'on considère la grande liberté constitutionnelle qui permet à la province de se donner un régime fiscal très différent de celui des autres provinces et du gouvernement fédéral. En fait, plusieurs mesures fiscales du Québec sont simplement « harmonisées » (c'est-à-dire calquées) sur les règles fédérales. Par exemple :

- les règles de calcul du revenu imposable des particuliers comme des sociétés aux fins de l'impôt du Québec ressemblent beaucoup à celles du gouvernement fédéral ;
- l'assiette de taxation aux fins de la TVQ est très semblable à celle de la TPS fédérale.

Cette similitude dans la détermination des principales assiettes d'imposition (revenu et consommation) est tout à fait volontaire de la part du gouvernement du Québec. L'harmonisation de nos règles fiscales au Canada, entre les divers paliers de gouvernement, est même plus poussée ici qu'aux États-Unis. De même, l'harmonisation de l'effort fiscal, statutaire et réel, entre les provinces, est plus forte que celle entre les États[6].

---

5. Pour une description de cette mesure et un examen de ces impacts, voir Jean-Marie Dufour et François Vaillancourt, « Provincial and Federal Sales Taxes : Evidence of Their Effects and Prospect for Change », dans *Tax Policy Options in the 1980's*, J. Whalley et W. Thirsk (dir.), Toronto, Canadian Tax Foundation, 1982, p. 408-430.
6. François Vaillancourt, « Subnational Tax Harmonization, Canada and the United States : Intent, Results and Consequences », dans *Canada – U.S. Tax Comparisons*, J. Shoven et J. Whalley (dir.), Chicago, University of Chicago Press/NBER, 1992, p. 323-357.

Ce résultat découle du deuxième critère de base de notre régime d'imposition, le pragmatisme. Accroître les différences entre les règles fiscales du Québec et celles du gouvernement fédéral entraîne des coûts supplémentaires pour les individus et pour les entreprises ainsi que des coûts administratifs supplémentaires pour le gouvernement du Québec. Par pragmatisme, les autorités fiscales québécoises tentent généralement de respecter les règles fiscales fédérales, en particulier dans le calcul des bases d'imposition. Cela explique que les documents budgétaires comprennent toujours une section indiquant aux spécialistes de la fiscalité les mesures du Québec qui s'harmonisent à celles annoncées dans le dernier budget du gouvernement fédéral. Le pragmatisme explique également que le Québec soit pratiquement absent de certains aspects plus spécialisés de la fiscalité, comme la fiscalité internationale, essentiellement parce que les économies d'échelle sont plus importantes au niveau fédéral. Dans les domaines spécialisés de la fiscalité, les règles québécoises sont tout simplement harmonisées avec celles du gouvernement fédéral.

Un ministre des Finances au Québec est aussi conscient que notre régime fiscal doit tenir compte de celui de nos voisins. D'ailleurs, ce qui se passe chez nos voisins des autres provinces, et chez ceux des États-Unis, a une influence certaine sur notre régime de taxation. Cette grande influence repose sur la mondialisation des marchés et de l'information.

La mondialisation des marchés et la diffusion rapide et élargie de l'information ont fait en sorte que tous les contribuables (en particulier les grandes entreprises et les contribuables à revenu élevé) sont informés rapidement des écarts de taxation entre les gouvernements. Pour éviter un fardeau fiscal supplémentaire au Québec, certains contribuables réussissent parfois à déplacer artificiellement l'imposition de leurs revenus dans une autre juridiction. Ils peuvent aussi quitter réellement la province plus facilement qu'auparavant, car le capital humain et technologique est plus mobile que le capital physique. Par exemple, un certain pragmatisme amène un ministre des Finances à constater qu'il ne peut pas, sans risque de perdre le contribuable, imposer les fiducies familiales différemment des autres provinces ni imposer le gain en capital à 100 %, pendant qu'ailleurs il est imposé à 75 %. Le Québec est une petite économie ouverte dans le grand marché américain. Il ne peut pas trop s'éloigner de ses voisins dans ses politiques de taxation.

La mondialisation des marchés et la diffusion rapide de l'information expliquent aussi la popularité des études comparatives du fardeau fiscal. Le ministère des Finances du Québec effectue lui-même une étude importante sur le fardeau fiscal des entreprises qu'il met à jour occasionnellement[7]. Des

7. « La fiscalité des entreprises au Québec : un régime compétitif et favorable à l'investissement », Rapport conjoint Price Waterhouse/ministère des Finances du Québec, février 1997, 34 p.

universitaires, des associations d'affaires et d'autres gouvernements ont aussi réalisé, depuis une dizaine d'années, des études comparatives du fardeau fiscal relatif des contribuables québécois[8].

Enfin, la plus grande contrainte pragmatique aux choix de taxation d'un ministre des Finances du Québec découle de la situation budgétaire du Québec. Notre province compte parmi celles au Canada où le fardeau fiscal et l'endettement public sont les plus élevés. Cela signifie que nos potentiels de taxation et d'endettement publics ont déjà été utilisés. Nos choix de politiques de taxation sont assurément limités par cette contrainte budgétaire.

En fait, quand toutes les catégories de contribuables ou presque supportent au Québec un fardeau plus élevé pour la plupart des impôts et taxes, il est très difficile d'innover ou de choisir de répartir différemment le fardeau fiscal entre les catégories de contribuables, par exemple, réduire le fardeau des familles pour accroître celui des célibataires et des hauts revenus, alors que ces derniers sont déjà largement plus taxés au Québec. On peut aussi difficilement réduire les impôts, quitte à connaître des déficits temporaires importants, car la dette accumulée est déjà très élevée. Au Québec, il reste peu de potentiel de taxation et d'accumulation de dette inutilisé. Un ministre des Finances réaliste en tire cette conclusion difficile et sait que ses choix de taxation seront de ce fait limités.

2.3. Troisième critère : la pensée économique du ministre des Finances et de la population

L'objectif de base d'un régime fiscal est le prélèvement de recettes suffisantes pour financer les dépenses de l'État. Un régime fiscal peut servir aussi d'outil d'intervention à un État dans son économie. Ainsi, la pensée économique du ministre des Finances du parti au pouvoir et de la population, quant au rôle de l'État dans l'économie, façonne notre régime d'imposition.

Au Québec, les ministres des Finances qui se sont succédé, au cours des 30 dernières années, se sont souvent servis de leur régime fiscal pour intervenir dans l'économie. Plusieurs mesures fiscales propres au Québec s'expliquent par cette pensée économique d'un besoin pour l'État d'intervenir dans l'économie, le régime fiscal étant un moyen de concrétiser cette intervention. Les REA, SPEQ, RIC, parts permanentes Desjardins et FSTQ s'expliquent tous, au moins partiellement, par la volonté des partis au pouvoir d'accroître le capital de risque. Nos politiques de taxation comportent aussi les mesures fiscales parmi les plus généreuses au monde pour les

8. R. Lachance, « Le fardeau fiscal des nouvelles entreprises, Québec *vs* Ontario », 1989, et « Répertoire des comparaisons partielles du fardeau fiscal des entreprises au Québec », 1993.

dépenses de recherche et développement. On trouve également des mesures fiscales préférentielles propres au Québec dans les domaines de la culture, des productions cinématographiques, du multimédia, de la production manufacturière. Plusieurs de ces mesures ont été innovatrices et copiées par la suite par des gouvernements voisins.

Plusieurs de nos mesures fiscales découlent ainsi de la pensée économique que l'État doit intervenir pour encourager toutes sortes d'activités jugées socialement désirables. Une pensée économique moins interventionniste amènerait la disparition de mesures fiscales existantes et rapprocherait le régime fiscal du Québec de celui du gouvernement fédéral et des autres provinces.

Cette volonté d'intervention de l'État, plus forte au Québec qu'ailleurs, a servi partiellement de rempart à ce fort courant économique qui veut qu'un régime fiscal doit être neutre, donc qu'il n'influence pas les décisions des agents économiques. La neutralité du régime fiscal conduit à l'élargissement des assiettes fiscales par l'abolition des mesures préférentielles et à la réduction des taux de taxation sur des assiettes les plus larges possible.

Ce courant de pensée économique est la source des réformes fiscales du gouvernement fédéral de 1972, 1985 et 1988. Le Québec n'est pas indifférent à ce courant de pensée économique, mais les ministres des Finances qui se sont succédé ont été plus modérés que les ministres fédéraux dans leur abolition de leurs mesures fiscales préférentielles. D'ailleurs, certaines mesures fiscales québécoises ont été mises en place uniquement pour compenser les contribuables de l'abolition d'une mesure fédérale. C'est le cas des mesures québécoises d'amortissement accéléré et d'une déduction additionnelle de 25 % accordées en 1988 et 1989 en réaction à la réforme fédérale de l'imposition des entreprises. La pensée de la neutralité existe aussi au ministère des Finances du Québec. Elle a conduit à l'abolition ou à la limitation de mesures fiscales. Cette pensée y est cependant moins dominante qu'au gouvernement fédéral.

CONCLUSION

La composition des recettes autonomes du gouvernement du Québec a évolué de 1970 à 1997. La fiscalité sur les biens est devenue relativement moins importante, alors que celle sur les revenus individuels et sur la masse salariale a pris de l'ampleur. Trois facteurs – la politique, le pragmatisme et l'idéologique – expliquent en partie cette évolution.

CHAPITRE 10

La croissance de l'État provincial au Canada

Les déterminants des *extrants* macrobudgétaires*

LOUIS M. IMBEAU, FRANÇOIS PÉTRY ET JEAN CRÊTE

La recherche sur la croissance des dépenses publiques dans les sociétés occidentales a produit un nombre assez important d'explications qui ont, pour la plupart, fait l'objet de tests empiriques sur des échantillons plus ou moins grands de pays de l'OCDE ou d'États américains[1]. Plus récemment, des chercheurs ont tenté des applications de certaines de ces explications au cas des provinces canadiennes, se demandant ce qui expliquait la croissance de l'État

* Nous tenons à remercier Luc Bernier et Guy Lachapelle pour leurs commentaires sur une version précédente de ce texte. Nous assumons évidemment la responsabilité de toute erreur éventuelle. Cette recherche a été soutenue financièrement par le Conseil de recherche en sciences humaines du Canada.

1. M. Beck, « The Expanding Public Sector : Some Contrary Evidence », *National Tax Journal*, vol. 29, 1976, p. 15-21. T.E. Borcherding (dir.), *Budgets and Bureaucrats : The Sources of Government Growth*, Durham, NC, Duke University Press, 1977. D.R. Cameron, « The Expansion of the Public Economy : A Comparative Analysis », *American Journal of Political Science*, vol. 72, 1978, p. 1243-1261.

   J.C. Garand, « Explaining Government Growth in the U.S. States », *American Political Science Review*, vol. 82, 1988, p. 837-849. A. Hicks et D.H. Swank, « On the Political Economy of Welfare Expansion : A Comparative Analysis of 18 Advanced Capitalist Democracies, 1960-1971 », *Comparative Political Studies*, vol. 17, 1984, p. 81-119. A. Hicks, D.H. Swank et M. Ambuhl, « Welfare Expansion Revisited : Policy Routines and their Mediation by Party, Class and Crisis », *European Journal of Political Research*, vol. 17, 1989, p. 401-430. C. Hood,

provincial au Canada[2]. La littérature sur les provinces canadiennes souffre de deux limites. D'abord, elle présente peu d'analyses évaluant l'impact relatif des principales explications de la croissance de l'État à l'intérieur de modèles multivariés. Ensuite, elle ignore un aspect important dans la mesure de la taille de l'État : le fait qu'il existe une différence public-privé non négligeable dans la croissance des prix.

Dans ce chapitre, nous voulons contribuer à dépasser ces limites en répondant à deux questions. D'abord, est-ce que les explications de la croissance des dépenses publiques qui ont été testées au niveau national (principalement sur des échantillons de pays de l'OCDE) sont utiles pour

---

« Stabilization and Cutbacks : A Catastrophe for Government Growth Theory ? », *Journal of Theoretical Politics*, vol. 3, 1991, p. 37-63. P.D. Larkey, C. Stolp et W. Winer, « Theorizing About the Growth of Government : A Research Assessment », *Journal of Public Policy*, vol. 1, 1981, p. 157-220. J.A. Lybeck, *The Growth of Government in Developed Economies*, Aldershat/Brookfield, Gower, 1986. J.A. Lybeck et M. Henrekson (dir.), *Explaining the Growth of Government*, Amsterdam, North-Holland, 1988. F.C. Pampel et J.B. Williamson, « Welfare Spending in Advanced Industrial Democracies : 1950-1980 », *American Journal of Sociology*, vol. 93, 1988, pp. 1424-1456. R. Rose, *Understanding Big Government : The Programme Approach*, Londres, Sage Publications, 1984. D. Tarschys, « The Growth of Public Expenditures : Nine Modes of Explanation », *Scandinavian Political Studies*, vol. 10, 1975, pp. 9-31. J.B. Williamson et F.C. Pampel, « Politics, Class, and Growth in Social Security Effort : A Cross National Analysis », *International Journal of Comparative Sociology*, vol. 27, 1986, p. 15-30.

2. S. Abizadeh et J.A. Gray, « Politics and Provincial Government Spending in Canada », *Canadian Public Administration*, vol. 35, 1992, p. 519-533. A. Blais, « The Political Economy of Public Subsidies », *Comparative Political Science*, vol. 19, 1986, p. 201-216. A. Blais et R. Nadeau, « The Electoral Budget Cycle », *Public Choice*, vol. 74, 1992, p. 389-403. P.M. Boothe, *The Growth of Government Spending in Alberta*, Toronto, Canadian Tax Foundation, 1995. J. Crête et L.M. Imbeau, « L'État dans les sociétés provinciales au Canada », dans *L'institutionnalisation du territoire au Canada*, édité par J.-P. Augustin. Bordeaux, Les Presses universitaires de Bordeaux, 1996, p. 27-38. L.M. Imbeau, F. Pétry, J. Crête, M. Clavet et G. Tellier, « Measuring Government Growth in the Canadian Provinces : Decomposing Real Growth and Deflator Effects », Groupe de recherche sur les interventions gouvernementales (GRIG), Université Laval , 1998. G. Lachapelle, « La croissance de l'État-providence dans les provinces canadiennes 1950-1981 : Analyse de déterminants », dans *Politiques provinciales comparées*, J. Crête, L.M. Imbeau et G. Lachapelle, Sainte-Foy, Presses de l'Université Laval, 1994, p. 115-148. F. Pétry, L. Imbeau, J. Crête, M. Clavet et G. Tellier, « Measuring Government Size in the Canadian Provinces : Implications for Testing Models of Government Growth », Communication présentée à Annual Meeting of the Canadian Political Science Association, Brock University, 1996. F. Pétry, L.M. Imbeau, J. Crête et M. Clavet, « Electoral and Partisan Cycles in the Canadian Provinces », *Canadian Journal of Political Science*, À paraître. R. Simeon et R.E. Miller, « Regional Variations in Public Policy », dans *Small Worlds : Provinces and Parties in Canadian Political Life*, D. J. Elkins et R. Simeon (dir.), Toronto, Methuen, 1980.

comprendre la croissance au niveau subnational ? Autrement dit, nous nous demanderons si les dynamiques utilisées pour expliquer la croissance dans les États dits nationaux se retrouvent dans les États fédérés. Cette question est importante, car la recherche comparative nous a appris peu de choses sur les politiques des États fédérés. Y répondre est un premier pas vers l'élaboration d'une théorie spécifique de la dynamique de l'État fédéré. Nous aborderons aussi la question de la mesure de la taille de l'État, plus spécifiquement l'impact du différentiel d'inflation entre le privé et le public sur les conclusions relatives aux explications de la croissance des dépenses publiques. Répondre à cette deuxième question est essentiel à la validité des tests sur les explications de la croissance de l'État dans les provinces canadiennes.

1. DONNÉES ET MÉTHODE

L'information utilisée ici provient des données colligées dans le cadre d'un projet à long terme sur la croissance des gouvernements provinciaux au Canada[3]. La période à l'étude s'étend de 1973, première année pour laquelle toutes les données pertinentes sont disponibles, à 1993.

1.1. La variable dépendante

La taille des États provinciaux au Canada est généralement mesurée à partir des dépenses publiques. C'est l'indicateur le plus répandu et le plus facilement utilisable dans une analyse comparée comportant un grand nombre d'observations. Notre variable dépendante est donc le niveau des dépenses provinciales et locales consolidées en pourcentage du PIB provincial. Il est important que les dépenses provinciales et locales soient considérées, car il existe une grande diversité dans les arrangements institutionnels au Canada qui font varier l'importance du secteur local dans plusieurs domaines de conpétence provinciale, notamment les domaines de la santé et de l'éducation. Selon la Constitution canadienne, le local est une « création » de la province, car c'est le gouvernement provincial qui détermine les secteurs qui sont de sa compétence et qui feront l'objet de dépenses au niveau local. Par conséquent, pour une évaluation valide de la taille de l'État provincial au Canada, les deux secteurs doivent être consolidés. Le montant des dépenses

3. L.M. Imbeau *et al.*, « Measuring Government Growth... », F. Pétry *et al.*, « Measuring Government Size... », F. Pétry *et al.*, « Electoral and Partisan Cycles... », J. Crête et L.M. Imbeau, « Politiques provinciales au Canada : Banque de données politiques et socio-économiques sur les dix provinces canadiennes, 1960-1989 », Université Laval, Laboratoire d'études politiques et administratives, Québec Cahier 93-01, janvier 1993. G. Tellier, L.M. Imbeau, J. Crête et F. Pétry, « Les dépenses publiques et la mesure de leur croissance réelle », *Cahier du Laboratoire d'études politiques*, Université Laval, vol. 97, 1997.

est constitué par l'addition de six catégories de dépenses fournies par Statistique Canada : dépenses publiques en biens et services, investissements en capital fixe, transferts aux individus, transferts aux sociétés (équipement et subsides) et service de la dette.

La mesure la plus fréquente de la taille de l'État consiste à utiliser le ratio des dépenses gouvernementales sur le PIB :

TAILLE ≡ DÉPENSES / PIB (1)

Or, cette mesure cause un problème en ce qu'elle implique que la dynamique des prix est la même pour le numérateur et le dénominateur (le secteur public et le secteur privé). En effet, on peut réarranger l'équation (1) en tenant compte de l'inflation de la façon suivante :

TAILLE ≡ (DÉPENSES * INDICE) / (PIB * INDICE) (2)

ou :

TAILLE ≡ (DÉPENSES / PIB) * (INDICE / INDICE) (3)

Comme le multiplicateur INDICE/INDICE égale l'unité, la mesure de la taille de l'État basée sur le ratio DÉPENSES / PIB comme en (1) suppose que le taux d'inflation pour les dépenses des administrations publiques est le même que pour le PIB.

Plusieurs chercheurs ont mis en doute la validité de ce postulat[4]. Pour eux, l'État peut croître – plus précisément le ratio DÉPENSES PUBLIQUES/ PIB peut augmenter – pour deux raisons, en dehors d'une diminution du PIB : 1) parce qu'il y a augmentation de l'activité gouvernementale, c'est-à-dire que l'étendue des biens et des services offerts par le gouvernement croît, ou 2) parce que le coût des biens et des services fournis par le gouvernement augmente à un rythme plus élevé que dans le secteur privé. Le phénomène de la croissance de l'État a donc trois composantes : celle qui résulte de l'accroissement de l'activité gouvernementale (la taille réelle), celle qui résulte d'une croissance des prix plus rapide dans le secteur public que dans le secteur privé (l'effet de la dynamique des prix) et enfin celle qui résulte de ces deux éléments combinés (la croissance totale). Cette distinction est loin d'être scolaire... En effet, Cameron a montré que le taux d'inflation est

4. M. Beck, « The Expanding Public Sector : Some Contrary Evidence », *National Tax Journal*, vol. 29, 1976, p. 15-21. J.C. Garand, « Measuring Government Growth in the American States : Decomposing Real Growth and Deflator Effects », *American Politics Quarterly*, vol. 16, 1988, p. 405-424.

J.C. Garand, « Decomposing Real and Deflator-Based Government Growth : An Application to the American States », *Quality and Quantity*, vol. 25, 1991, p. 221-233. D. Lowery et W.D. Berry, « The Growth of Government in the United States : An Empirical Assessment of Competing Explanations », *American Journal of Political Science*, vol. 27, 1983, p. 665-694.

systématiquement plus élevé dans le secteur public que dans le secteur privé au Canada[5]. Pour leur part, Imbeau *et al.* ont fait valoir que durant la période 1971-1993 la croissance du ratio des dépenses publiques sur le PIB dans les provinces canadiennes était entièrement due à la différence privé-public dans la croissance des prix pour cinq des dix provinces canadiennes et que, pour l'ensemble des provinces, la croissance réelle ne représentait que 29 % de la croissance totale observée[6]. Par conséquent, pour tenir compte des dynamiques différentes de croissance des prix entre les secteurs public et privé et pour évaluer l'impact de cette prise en compte sur les explications de la croissance de l'État, nous utiliserons une deuxième mesure de la taille de l'État provincial en recourant aux indices de prix élaborés par Tellier *et al.* qui sont différents pour chaque province[7], d'où :

TAILLE RÉELLE ≡ (DÉPENSES * INDICEGOUV) / (PIB * INDICEPIB) (4)

ou, de façon équivalente :

TAILLE RÉELLE ≡ (DÉPENSES / PIB) * (INDICEGOUV / INDICEPIB) (5)

lorsque DÉPENSES = dépenses provinciales locales consolidées

PIB = produit intérieur brut provincial

INDICEGOUV = indice des prix des dépenses publiques

INDICEPIB = indice implicite des prix à la consommation

1.2. Les variables indépendantes

Les explications théoriques de la croissance de l'État sont trop nombreuses pour être toutes revues ici[8]. Nous nous contenterons de considérer huit

5. D.R. Cameron, « The growth of government spending : The Canadian experience in comparative perspective », dans *State and Society : Canada in Comparative Perspective*, K. Banting (dir.), Toronto, University of Toronto Press, 1986, p. 21-51.
6. L.M. Imbeau *et al.*, « Measuring Government Growth… ».
7. G. Tellier *et al.*, « Les dépenses publiques… ».
8. Par exemple, Tarschys mentionne neuf modes explicatifs (« *nine modes of explanation* ») de la croissance des dépenses publiques (D. Tarschys, « The Growth of Public Expenditures… »). Hood, pour sa part, présente douze familles majeures d'explication à long terme de la croissance du gouvernement (C. Hood, « Stabilization and Cutbacks… »), alors que, pour Larkey, Stolp et Winer, le nombre potentiel d'explications est encore plus grand (P.D. Larkey, C. Stolp et W. Winer, « Theorizing About the Growth… ». Plusieurs des explications proposées par ces auteurs ne feront pas l'objet d'un test ici parce que certaines sont difficiles à appliquer au niveau sous-national (*v.g.* la centralisation institutionnelle, ou les facteurs internationaux) ou tout simplement parce qu'elles ne se prêtent pas à un test empirique comme celui que nous considérons (*v.g.* l'effet de déplacement, le monopole de l'information des administrateurs publics).

explications parmi les plus courantes et pour lesquelles on trouve une confirmation empirique dans la littérature. Les explications sont présentées en termes bivariés en vue de simplifier la discussion théorique. Ces spécifications bivariées serviront ensuite de base pour l'estimation de modèles multivariés plus complets. Comme ces théories ont été décrites ailleurs[9] nous nous contenterons de les résumer brièvement.

La loi de Wagner, ou la « loi des dépenses publiques croissantes », prédit qu'une richesse économique croissante mène à une expansion du secteur public. La demande pour des biens supérieurs qui sont fournis par le secteur public (comme la santé et l'éducation) croît plus vite que la richesse parce que, à mesure que leurs revenus augmentent, les consommateurs sont prêts à en consacrer une part de plus en plus grande à ces types de biens. Tous les chercheurs ne partagent pas cette idée, cependant. Il a été suggéré, par exemple, que la part des dépenses publiques dans l'économie peut augmenter en période de crise économique. Comme il ne s'est pas produit de telle crise pendant la période à l'étude, nous faisons l'hypothèse que les dépenses provinciales seront corrélées positivement avec le *revenu personnel total*, exprimé en dollars constants quand on considérera la « taille réelle », et en dollars courants dans les autres cas.

La loi de Wagner postule aussi que l'expansion du gouvernement répond à la croissance de l'urbanisation. En effet, on considère que l'urbanisation mène à de nouvelles formes d'interdépendance sociétale (par exemple, la nécessité pour un grand nombre de personnes de se rendre au travail chaque jour et d'en revenir) et d'externalités (par exemple, les bouchons à l'heure de pointe) qui exigent des interventions de l'État (comme les transports publics). De même, on suppose que l'urbanisation est accompagnée d'une diminution du rôle traditionnel de la famille comme source de soutien social et d'une diminution du nombre d'organismes de charité (en raison d'une présence accrue des femmes dans le marché du travail), ce qui entraîne une augmentation de la demande pour des biens et services fournis par l'État. Nous faisons donc l'hypothèse additionnelle que le *niveau d'urbanisation*, mesuré par la proportion de la population totale vivant dans les zones urbaines, est corrélé positivement avec les dépenses provinciales.

La croissance des dépenses provinciales est souvent attribuée aussi aux transferts fiscaux en provenance du gouvernement fédéral. Les chercheurs débattent de cette question depuis longtemps. Certains soutiennent que cette variable ne devrait pas avoir d'impact sur les dépenses provinciales car les transferts fédéraux servent principalement aux provinces pauvres à soutenir

9. D. Lowery et W.D. Berry, « The Growth of Government in the United States... ». F. Pétry et H.R. Harmatz, « Test empirique d'explications de l'évolution des dépenses publiques au Canada 1960-1990 », *Revue québécoise de science politique*, vol. 25, 1994, p. 31-64.

leur niveau de dépenses sans avoir à générer plus de revenus par la taxation et l'imposition. D'autres, au contraire, croient que les transferts fédéraux peuvent inciter les gouvernements provinciaux à augmenter leur taille en raison de l'influx d'argent neuf dans le trésor provincial. Si cette dernière proposition est juste, nous devrions observer une corrélation positive entre les *transferts fédéraux* en proportion des dépenses provinciales et la taille de l'État provincial.

Les dépenses publiques sont aussi reliées à la capacité de payer du gouvernement : plus les revenus provenant des taxes et des impôts sont élevés, plus les dépenses devraient être élevées. Un facteur en particulier peut mener à une croissance de la capacité fiscale d'un État : la participation des femmes au marché du travail. Une proportion plus forte de femmes dans le marché du travail accroît l'assiette fiscale dont le gouvernement peut tirer un revenu sans augmenter indûment les coûts reliés à la taxation. Par conséquent, nous faisons l'hypothèse que les dépenses gouvernementales seront corrélées positivement avec la *main-d'œuvre féminine*.

La théorie des cycles partisans postule que le niveau d'activité de l'État dépend de l'orientation idéologique du gouvernement. L'électorat se divise en deux groupes : ceux qui préfèrent un secteur public important, la gauche, et ceux qui préfèrent une diminution de la taille de l'État, la droite. En posant que l'État est neutre dans la transformation des préférences de la majorité des citoyens en politiques publiques, on devrait observer que le fait d'élire un parti de gauche mènera à une croissance du secteur public, alors qu'une victoire électorale de la droite serait suivie par une stabilisation ou un déclin dans les dépenses gouvernementales. En effet, Blais et Nadeau, puis Pétry *et al.* ont montré qu'il y avait une relation négative significative entre les dépenses publiques et le contrôle du gouvernement par un parti de droite[10]. Nous faisons donc l'hypothèse que les dépenses gouvernementales seront négativement corrélées avec la force de la droite dans le gouvernement, cette force étant mesurée par un indice combinant deux indicateurs de poids égal : le pourcentage de sièges occupés par un parti de droite (le parti conservateur ou le parti du crédit social) dans l'assemblée législative et le pourcentage des dix dernières années où un parti de droite a été au pouvoir.

On attribue parfois la croissance du gouvernement à certaines caractéristiques du système fiscal qui font que les contribuables se trompent systématiquement dans leur évaluation des coûts et des bénéfices réels des biens et des services fournis par le gouvernement. Normalement, les électeurs sous-estiment les bénéfices tirés des dépenses publiques parce que ces bénéfices sont distribués de façon diffuse dans la société, et ils ont tendance à surestimer les coûts qui, eux, sont concentrés. C'est la raison pour laquelle

10. A. Blais et R. Nadeau, « The Electoral Budget Cycle ». F. Pétry *et al.*, « Electoral and Partisan Cycles... ».

les citoyens ont une tendance naturelle à résister à la taxation[11]. Pour briser cette résistance, les gouvernements cherchent à créer l'illusion que les bénéfices des biens et services publics sont plus élevés et les taxes et impôts plus faibles que ce que les citoyens penseraient normalement. Ainsi, et cette idée a été testée dans plusieurs contextes, le gouvernement peut créer une illusion fiscale en complexifiant le système fiscal. Par conséquent, nous faisons l'hypothèse que les dépenses gouvernementales seront corrélées positivement avec la *complexité fiscale*, mesurée à l'aide de l'indice de concentration de Herfindahl appliqué aux six catégories de taxation données par Statistique Canada.

Une autre explication de la croissance du gouvernement suggère que les politiciens au pouvoir cherchent à synchroniser les bénéfices économiques découlant des dépenses gouvernementales avec la tenue des élections en vue d'améliorer leur performance dans le scrutin. Plusieurs chercheurs ont mis au jour un cycle électoral dans les dépenses publiques provinciales au Canada[12]. C'est pourquoi nous faisons l'hypothèse que les dépenses gouvernementales croîtront de façon significative durant une *année d'élection*. La variable est opérationnalisée par une variable dichotomique ayant la valeur 1 pour l'année d'élection, et 0 pour les autres années[13].

Notre dernière explication considère la croissance de la taille du gouvernement comme le résultat du poids électoral des employés gouvernementaux. Selon cette théorie, les fonctionnaires et leurs familles utiliseraient leur vote pour produire des niveaux plus élevés de dépenses publiques. Nous faisons donc l'hypothèse d'une relation positive entre les dépenses gouvernementales et la variable *emploi public* qui mesure la proportion des employés du secteur public dans la main-d'œuvre totale[14].

On peut trouver une liste des indicateurs des variables dépendantes et indépendantes, de même que leurs définitions opérationnelles au tableau 1.

11. Pour une discussion sur l'illusion fiscale au Québec et dans les provinces canadiennes, voir P.P. Tremblay et G. Lachapelle, *Le contribuable, héros ou malfaiteur ?* Sainte-Foy, Presses de l'Université du Québec, 1996.
12. A. Blais et R. Nadeau, « The Electoral Budget Cycle ». F. Pétry *et al.*, « Electoral and Partisan Cycles... ».
13. L'année d'élection est l'année où une élection a été tenue si l'élection a eu lieu après le début de l'année fiscale (le 1er avril). Quand l'élection a eu lieu avant le début de l'année fiscale, cette année fiscale est considérée comme une année post-électorale et c'est l'année précédente qui est dite année d'élection.
14. Selon la théorie du poids électoral des employés de l'État, c'est la force relative des employés de l'État *dans l'électorat* qui devrait être reliée à la croissance des dépenses gouvernementales. Cependant, comme il n'existe pas de données annuelles sur la taille de l'électorat pour chaque province, nous utilisons la main-d'œuvre totale comme dénominateur.

Pour toutes les variables indépendantes, sauf l'année d'élection, nous introduisons un délai d'un an pour tenir compte du temps qui s'écoule entre les décisions et leur impact.

TABLEAU 1 **Définitions opérationnelles et source des données**

Variable	Définition	Source
DEP/PIB	Ratio des dépenses provinciales et locales consolidées sur le PIB provincial en dollar courant.	StatCan 13-213
Dégonfleur du PIB	Indice implicite des prix pour le PIB provincial (1986=100).	StatCan 13-589F StatCan 13-603F
Dégonfleur des dépenses gouv.	Indice implicite composite des prix basé sur six catégories de dépenses de l'administration provinciale (1986=100).	Tellier *et al.*, 1998
Revenu personnel	Revenu personnel total (en dollar courant ou en dollar constant selon le modèle).	CANSIM 6769-6778
Urbanisation	Pourcentage de la population provinciale vivant dans les zones urbaines.	StatCan 93-301
Transferts fédéraux	Transferts fédéraux au gouvernement provincial en pourcentage des dépenses provinciales totales.	CANSIM 5079-5087 StatCan 13-213
Main-d'œuvre féminine	Population féminine en emploi en pourcentage de la population féminine de plus de 15 ans.	CANSIM 2065-2073
Force de la droite	SIÈGES/2 + ANNÉES/2, lorsque SIÈGES = pourcentage de sièges pour un parti de droite ; et ANNÉES = pourcentage des 10 dernières années où un parti de droite a été au pouvoir.	*Guide parlementaire canadien ;* Crête et Imbeau, 1993
Complexité fiscale	Indice de Herfindahl = Sum(REV)^2, lorsque REV = revenu provincial provenant de chacune des six catégories de taxes en proportion du revenu total.	StatCan 13-213
Année d'élection	Année civile durant laquelle une élection a été tenue. Variable factice.	*Guide parlementaire canadien*
Emploi public	Nombre d'employés gouvernementaux en pourcentage de la population adulte.	StatCan EPA CD-ROM 1995

1.3. Méthode de mise en relation

Les données utilisées dans cette étude s'étendent sur 20 ans et sur 10 provinces pour un total de 200 observations. La méthode la plus répandue pour vérifier la capacité prédictive de nos explications aurait consisté en une estimation de dix séries temporelles (une par province). Cependant, dans le contexte des déterminants des dépenses publiques où les effets sont faibles, cette approche aurait causé des problèmes étant donné le petit nombre d'unités chronologiques (20 points dans le temps). C'est d'ailleurs un problème qui affecte les résultats de Garand[15] et de Lowery et Berry[16]. C'est pourquoi nous avons plutôt recours à une méthode qui combine les données synchroniques et les données diachroniques en une seule matrice de 200 observations. L'utilisation de données de séries chronologiques avec devis partitionné (*Time Series Cross-Sectional Data - TSCS*) posent trois problèmes importants : l'hétéroscédasticité des erreurs par panel, l'autocorrélation des erreurs et la corrélation synchronique (*cross-sectional correlation*). Pour minimiser l'impact de ces problèmes, nous utilisons une nouvelle méthode élaborée par Beck et Katz[17] qui combine l'utilisation des coefficients OLS et les erreurs types corrigées par panel[18]. Cette méthode est plus simple et donne des résultats plus robustes que la méthode des moindres carrés généralisés de Parks qui est communément utilisée en science politique[19]. De plus, puisque les explications présentées plus haut ne sont pas mutuellement exclusives, mais peuvent être vues comme les composantes d'une explication globale leurs effets s'additionnant l'un à l'autre, nous aurons recours à une estimation multivariée en plus des estimations bivariées. Concernant ces estimations bivariées, une mise en garde s'impose. L'opérationnalisation en termes bivariés des explications concernant les transferts fédéraux, la force de la droite, l'année d'élection et l'emploi public correspond à la spécification habituelle de ces modèles[20]. Par contre, les variables de revenu personnel, d'urbanisation, de main-d'œuvre féminine et de complexité fiscale sont toutes dérivées de modèles plus complexes : la loi de Wagner, la capacité fiscale et l'illusion fiscale. Nous sommes conscients que le fait de traduire ces modèles en hypothèses bivariées implique un risque de surestimation de l'impact de la variable conservée dans chaque équation. Pour réduire ce risque au minimum nous avons estimé des modèles multivariés de la loi de Wagner, de même que des modèles de l'illusion fiscale et de la capacité fiscale utilisant autant de variables qu'il était possible d'en construire avec les

---

15. J.C. Garand, « Measuring Government Growth in the American States… ».
16. D.Lowery et W.D. Berry, « The Growth of Government in the United States… ».
17. N. Beck et J. Katz, « What To Do (and Not To Do) with Time-Series-Cross-Section Data in Comparative Politics », *American Political Science Review*, vol. 89, 1995, p. 654-647.
18. M. Clavet, F. Pétry et J.-S. Brien, « Comment analyser les données chronologiques pour plan partitionné en sciences sociales », *Bulletin de méthodologie sociologique*, 1999.
19. R. Parks, « Efficient Estimation of a System of Regression Equations When Disturbances are Both Serially and Contemporaneously Correlated », *Journal of the American Statistical Association*, vol. 62, 1967, p. 500-509. J. Kmenta, *Elements of Econometrics*, New York, Macmillan, 1986.
20. J.C. Garand, « Measuring Government Growth in the American States… ». F. Pétry et H.R. Harmatz, « Test empirique d'explications… ». W.D. Berry et D. Lowery, « The Growing Cost of Government : A test of Two Explanations », *Social Science Quarterly*, vol. 33, 1984, p. 735-749.

données disponibles[21]. De hauts niveaux de multicolinéarité ont été détectés dans chacune des équations multivariées. Une analyse des structures de relation entre les variables à l'intérieur de chacune des équations nous a permis d'identifier les variables responsables de la multicolinéarité. Les variables les moins utiles à l'explication ont alors été éliminées jusqu'à ce qu'il ne reste qu'une seule variable dans l'équation. Pour la loi de Wagner, cependant, deux variables, le revenu personnel et le niveau d'urbanisation, ont été conservées, car elles semblent avoir un effet séparé important sur la croissance du gouvernement. Cette méthode nous a semblé la plus appropriée pour l'atteinte de notre objectif : extraire la variable explicative la plus importante tout en minimisant les erreurs de spécification.

Un mot en ce qui concerne la direction des relations prédites par les hypothèses. Les huit explications que nous présentons ici ont été d'abord développées pour expliquer la croissance de la taille des gouvernements. Mais ces explications sont toutes potentiellement réversibles, car elles peuvent aussi prédire une diminution[22]. Par conséquent, les récentes contractions des dépenses dans les gouvernements provinciaux au Canada n'ont pas besoin d'être traitées séparément. Suivant l'argument de Hood, toutes les explications présentées ici sont « conditionnellement réversibles » *(contingently reversible)* en ce sens que la croissance gouvernementale s'inversera si les conditions menant à la croissance sont renversées. Cela implique que l'on ne s'attend pas à ce que la direction de la relation prévue par l'hypothèse entre une explication et la taille du gouvernement change lorsque les conditions sont renversées[23].

---

21. Les variables additionnelles qui ont été testées à ce stade sont : densité de la population (loi de Wagner), ainsi que main-d'œuvre autonome et main-d'œuvre agricole (capacité fiscale), taxation indirecte et financement par la dette (illusion fiscale). Les résultats de ces analyses ne sont pas rapportés ici.
22. C. Hood, « Stabilization and Cutbacks... ».
23. L'explication conditionnellement réversible est comparée à l'action d'un thermostat qui change d'état lorsque la température change. Par ailleurs, quelques-unes des explications de la croissance qui sont présentées ici pourraient aussi être considérées comme « auto-réversibles », c'est à dire que les conditions qui mènent à la croissance du gouvernement à un certain moment pourraient, à un stade ultérieur, mener à une décroissance. L'analogie serait alors un mécanisme d'inversion automatique comme les essuie-glaces d'une automobile. Contrairement aux explications conditionnellement réversibles, les explications auto-réversibles impliquent un changement de la direction de la relation quand les conditions sont renversées. Cela se produirait lorsque la relation entre la taille du gouvernement et un facteur explicatif est curvilinéaire, plutôt que linéaire. Par exemple, on a suggéré que la relation entre le revenu personnel et la croissance du gouvernement varie selon le stade de développement économique. Dans ce cas, la relation pourrait être positive à un moment et négative à un autre. Cependant, ces idées ne peuvent être testées que sur une longue période de temps. La période couverte ici est trop courte pour permettre de tester l'auto-réversibilité des explications.

2. RÉSULTATS

Les résultats de l'analyse bivariée sont donnés au tableau 2. Ils confirment six de nos explications qui ont la direction et le niveau de signification attendus : les transferts fédéraux, le niveau d'urbanisation, la main-d'œuvre féminine, la complexité fiscale, l'année d'élection et l'emploi public. Contrairement à ce qui est prédit par la théorie, la force de la droite est reliée *positivement* à la taille du gouvernement. Nos résultats bivariés indiquent, en effet, que les dépenses sont plus élevées là où la droite est plus forte. Les résultats concernant le revenu personnel sont plus ambigus. La relation est nulle pour les données non dégonflées, mais modérée et significative pour les données dégonflées. C'est d'ailleurs la seule variable où l'on observe un impact important du différentiel d'inflation privé-public. Pour toutes les autres variables la différence est négligeable. L'analyse bivariée confirme donc six de nos explications, et ne soutient pas l'idée qu'il faut tenir compte du différentiel d'inflation entre les secteurs privé et public.

TABLEAU 2 **Relation bivariée entre le ratio des dépenses publiques sur le PIB et divers facteurs explicatifs dans les provinces canadiennes, selon que l'on tient compte ou non du différentiel d'inflation public-privé, 1973-1993**

Facteurs explicatifs	Var. dép. non dégonflée		Var. dép. dégonflée	
	Coefficient (ratio t)	R^2	Coefficient (ratio t)	R^2
Revenu personnel	–0,000 (–0,10)	0,00	0,001 *** (3,94)	0,21
Transferts fédéraux	38,06*** (7,79)	0,34	43,43*** (8,35)	0,39
Urbanisation	0,30*** (6,80)	0,36	0,33*** (7,70)	0,40
Main-d'œuvre fém.	0,52 *** (6,19)	0,36	0,60*** (7,33)	0,42
Force de la droite	0,06* (1,86)	0,04	0,07* (2,07)	0,04
Complexité fiscale	64,41*** (5,08)	0,28	73,94*** (5,67)	0,32
Année d'élection	0,49** (2,31)	0,03	0,44* (1,84)	0,02
Emploi public	1,99*** (7,18)	0,42	2,31*** (8,30)	0,36

Note : Les coefficients sont des coefficients OLS bivariés générés par la procédure TSCS de SAS. Les ratios t ont été calculés selon la méthode du *Panel Corrected Standard Errors* (PCSE). Le R^2 est le carré du coefficient de corrélation de Pearson entre les valeurs observées et les valeurs prédites. Niveaux de signification, test unilatéral : * 0,10 ; ** 0,05 ; *** 0,001.

Comme nous l'avons suggéré plus haut, les huit explications peuvent être considérées comme se complétant l'une l'autre, leurs effets s'additionnant. Pour les évaluer dans ce contexte, elles doivent faire l'objet d'un test multivarié dont les résultats sont rapportés au tableau 3. Les résultats du modèle tenant compte de l'inflation sont très différents de ceux où l'inflation est ignorée. Dans le premier cas, toutes les explications sauf une (la complexité fiscale) sont significatives au seuil 0,001, alors que la moitié des explications sont significatives dans le second cas. De plus, le coefficient de la force de la droite retrouve le signe prévu par l'hypothèse. Par ailleurs, ces résultats présentent une anomalie : la relation entre le revenu personnel et la taille de l'État est négative, contrairement à ce qui est prédit par la loi de Wagner.

TABLEAU 3 **Relation entre le ratio des dépenses publiques sur le PIB et divers facteurs explicatifs dans les provinces canadiennes, pour une estimation multivariée, selon que l'on tient compte ou non du différentiel d'inflation public-privé, 1973-1993**

Facteurs explicatifs	**Var. dép. non dégonflée**		**Var. dép. dégonflée**	
	Coefficient (ratio t)		Coefficient (ratio t)	
Revenu personnel	0,000	(0,38)	–0,002***	(-4,52)
Transferts fédéraux	27,10***	(5,28)	21,86***	(4,70)
Urbanisation	0,08	(1,52)	0,20***	(3,60)
Main-d'œuvre féminine	0,07	(0,69)	0,41***	(3,82)
Force de la droite	–0,04**	(–2,17)	–0,06***	(3,62)
Complexité fiscale	7,74	(0,82)	10,47	(1,30)
Année d'élection	0,58***	(2,97)	0,51***	(2,85)
Emploi public	0,89***	(3,47)	1,05***	(4,26)
Intersection	1,15	(1,36)	1,15**	(2,22)
R^2	0,68		0,75	

Note : Les coefficients sont des coefficients OLS multivariés générés par la procédure TSCS de SAS. Les ratios t ont été calculés selon la méthode du *Panel Corrected Standard Errors* (PCSE). Le R^2 est le carré du coefficient de corrélation de Pearson entre les valeurs observées et les valeurs prédites. Niveaux de signification, test unilatéral : * 0,10 ; ** 0,05 ; *** 0,001.

Nous avons procédé à un certain nombre de tests de sensibilité pour vérifier la robustesse de nos résultats multivariés. D'abord, nous avons exécuté dix paires de régressions multivariées TSCS dont nous avons éliminé chacune des provinces à tour de rôle. Les résultats sont restés sensiblement les mêmes. Ensuite nous avons exécuté huit paires de régressions, dont chacune des variables explicatives a été éliminée à tour de rôle. Là encore, les résultats ont été remarquablement stables.

3. RÉSUMÉ ET DISCUSSION

Les analyses présentées ici donnent une bonne idée du mérite relatif des explications de la croissance du gouvernement dans les provinces canadiennes. Notre recherche d'une évaluation équilibrée de ces explications nous paraît tout à fait justifiée, puisque les analyses révèlent que la confirmation empirique de plusieurs des explications de la croissance de l'État dépend de la spécification du modèle et de la mesure de la taille de l'État. Le tableau 4 présente un résumé des principaux résultats de cette analyse. On y voit qu'il existe trois explications robustes de la croissance de l'État provincial au Canada : l'emploi public, les transferts fédéraux et l'année d'élection. Les dépenses publiques en proportion de l'extrant total de l'économie sont plus élevées là où le poids électoral des fonctionnaires est plus grand, là où les transferts fédéraux sont plus importants et durant les années d'élection. Ces résultats tiennent la route, que l'on considère ou non le différentiel privé-public d'inflation et que le modèle soit bivarié ou multivarié. Il semble que nous ayons là les trois principales explications de la taille de l'État provincial au Canada.

TABLEAU 4 **Résumé des résultats des analyses**

Type d'estimation	Bivariée		Multivariée	
	N	D	N	D
Facteurs explicatifs				
Emploi public	+	+	+	+
Transferts fédéraux	+	+	+	+
Année d'élection	+	+	+	+
Main-d'œuvre féminine	+	+		+
Urbanisation	+	+		+
Complexité fiscale	+	+		
Force de la droite	+	+	–	–
Revenu personnel		+		–

Note : N : variable dépendante non dégonflée ; D : variable dépendante dégonflée ; les signes (+ et –) renvoient à la direction d'une relation trouvée significative ; l'absence d'un signe à une intersection indique l'absence de relation significative.

Deux autres explications sont particulièrement sensibles à la mesure de la taille de l'État provincial : la main-d'œuvre féminine et le niveau d'urbanisation. L'impact de ces deux variables n'apparaît dans le modèle multivarié qu'avec une variable dépendante dégonflée. Quant à la variable de complexité fiscale, son impact est non significatif dans le modèle multivarié. Étant donné l'importance de l'effet de l'inflation sur la mesure de la taille de l'État dans les provinces canadiennes, effet que nous avons documenté plus haut, et étant donné la plus grande fiabilité des résultats multivariés à cause entre autres des biais introduits par la sous-spécification des modèles bivariés, nous concluons que l'explication de la complexité fiscale devrait être rejetée dans le cas des provinces canadiennes pour la période étudiée, et que les explications reliées à la main-d'œuvre féminine et à l'urbanisation devraient être conservées.

Deux variables présentent des anomalies. La force de la droite est reliée *positivement* à la taille de l'État dans les estimations bivariées et *négativement* dans les explications multivariées. Dans le premier cas, l'hypothèse est contredite, dans le second, elle est confirmée. Les mêmes raisons de spécification statistique nous amènent à rejeter les résultats bivariés comme étant vraisemblablement biaisés et à retenir les résultats multivariés : *toutes choses étant égales par ailleurs*, les dépenses gouvernementales dans les provinces canadiennes sont plus importantes là où la droite est moins forte. L'explication du revenu personnel est confirmée pour l'estimation bivariée avec des données dégonflées, mais la relation est négative et significative pour l'estimation multivariée. Des tests d'analyse chronologique par province, non rapportés ici, confirment que pour les données dégonflées la relation est négative dans la majorité des provinces. Autrement dit, un niveau plus élevé de revenu personnel n'est pas relié à une demande plus forte pour des biens et des services publics, comme le suggère la loi de Wagner. Au contraire, les dépenses gouvernementales sont plus élevées quand le revenu personnel est plus faible. Cela peut venir de deux causes : d'abord du fait qu'un revenu personnel plus faible peut accompagner un ralentissement de l'économie ou une récession ; ensuite, de ce que, durant ces périodes, les gouvernements adoptent souvent des politiques visant à contrer les cycles économiques, politiques qui, le plus souvent, impliquent des dépenses gouvernementales accrues. L'impact du revenu personnel sur la taille de l'État que nous observons suggère que la loi de Wagner devrait être révisée pour tenir compte du rôle stabilisateur du gouvernement dans l'économie.

Comment nos résultats se comparent-ils aux recherches précédentes sur les déterminants de la croissance des gouvernements des États américains et du gouvernement fédéral au Canada ? À partir d'une étude longitudinale de cinq explications de la croissance du gouvernement dans les États américains, Garand conclut :

> the bureau voting and intergovernmental grant models seem to be well supported empirically, while Wagner's law is supported only modestly. The party control and fiscal illusion models find little support whatsoever[24].

24. J.C. Garand, « Explaining Government Growth in the U.S. States », p. 846.

Nos résultats vont dans le même sens que les conclusions de Garand en ce qui concerne le poids électoral des employés de l'État et les transferts fiscaux. Il en est de même pour la loi de Wagner, bien qu'une comparaison entre nos résultats et ceux de Garand à cet égard appelle à la prudence. En effet, nous utilisons deux indicateurs pour évaluer la loi de Wagner (le niveau d'urbanisation et le revenu personnel), alors que Garand a recours à un seul indicateur dans son modèle multivarié. Mais nous trouvons quand même un point important de convergence en ce que Garand voit lui aussi une relation négative entre le revenu personnel et les dépenses gouvernementales dégonflées dans une majorité d'États américains. Nos résultats non significatifs concernant l'impact de la complexité fiscale correspondent aux résultats obtenus par Garand concernant le modèle de l'illusion fiscale dans les États américains. Par contre, le modèle du contrôle partisan est confirmé dans le cas des provinces canadiennes, contrairement à ce que Garand trouve dans les États américains.

En ce qui concerne la question de la mesure de la taille de l'État, Garand constate que les explications de la croissance de l'État sont confirmées plus souvent lorsqu'il ne tient pas compte du niveau de croissance des prix propre au secteur public. Nous arrivons à la conclusion inverse. Il est possible que ce désaccord entre nos résultats et ceux de Garand soit tout simplement dû à une différence moins grande aux États-Unis qu'au Canada entre le taux d'inflation dans le secteur public et celui dans le secteur privé. Cela peut aussi être dû à des facteurs méthodologiques, Garand utilisant un indice de prix des dépenses publiques unique pour tous les États, alors que nous utilisons un indice de prix différent pour chacune des provinces. Le désaccord peut aussi être lié à la période historique analysée : nous couvrons la période 1973-1993, alors que Garand couvre la période 1945-1984. Quoi qu'il en soit, les résultats présentés ici corroborent la conclusion de Garand selon laquelle « the price deflator issue may not be as universally problematic as one might expect[25] ».

Les résultats concernant la force de la droite confirment le modèle du contrôle partisan de la croissance de l'État dans les provinces canadiennes. Pourtant, Petry et Harmatz, de même que Cameron, ont trouvé peu de preuves en ce sens au niveau fédéral[26]. Cela suggère que les conditions d'un impact partisan sur la croissance des dépenses gouvernementales sont meilleures dans les provinces canadiennes qu'au niveau fédéral. Cela

25. J.C. Garand, « Measuring Government Growth in the American States... », p. 420.

26. D.R. Cameron, « The growth of government spending... ». F. Pétry et H.R. Harmatz, « Test empirique d'explications... ».

renforce la thèse voulant que les provinces canadiennes constituent un laboratoire prometteur pour l'analyse comparée des politiques publiques[27].

L'explication du poids électoral des fonctionnaires nous fournit un autre élément de comparaison intéressant avec le niveau fédéral de gouvernement. Nos résultats montrent clairement que, pour la période 1973-1993, la taille du gouvernement dans les provinces était corrélée positivement avec la proportion des employés du secteur public dans la main-d'œuvre totale. Pétry et Harmatz ont aussi trouvé une relation positive entre le nombre d'employés publics au fédéral et les dépenses fédérales en biens et services pour la même période[28]. Mais ils voient une relation négative entre la variable d'emploi public et les dépenses gouvernementales *totales* (c.-a.-d. incluant les transferts fiscaux). Ce résultat est conforme à ce que nous savons de l'évolution récente de la fonction publique fédérale. La proportion de la main-d'œuvre canadienne totale employée dans la fonction publique fédérale a atteint un plafond au début des années 1970[29]. La croissance du gouvernement fédéral durant les années 1970 et au début des années 1980 n'était plus liée à un accroissement de la fonction publique, mais à l'augmentation des transferts fiscaux, en particulier les transferts aux provinces. Dans plusieurs provinces, pendant ce temps, les transferts fédéraux et la croissance de la fonction publique ont continué de contribuer à la croissance des dépenses gouvernementales jusqu'à ce que les conditions soient renversées et que les coupes dans les transferts fédéraux et la réduction de la fonction publique provinciale soient associées à une diminution de la taille de plusieurs gouvernements provinciaux.

La recherche sur la croissance des dépenses publiques dans les pays occidentaux au vingtième siècle nous a fourni les éléments théoriques et méthodologiques nécessaires pour identifier les facteurs expliquant la variation dans la taille des gouvernements provinciaux au Canada. À mesure que des données comparables seront rendues disponibles, il sera utile d'allonger la période historique pour vérifier si ce que nous découvrons dans les deux décennies qui ont suivi la crise du pétrole de 1973 est confirmé pour la période qui précède, où l'on a connu une croissance continue, et pour celle qui suit, où plusieurs gouvernements provinciaux ont procédé à des coupes draconiennes dans leurs dépenses.

27. L.M. Imbeau, R. Landry, H. Milner, F. Pétry, J. Crête, P.-G. Forest et V. Lemieux, « Comparative Provincial Policy : A Research Agenda », Communication présentée à la conférence biennale de l'Association for Canadian Studies in the United States (ACSUS), Minneapolis, 1997.

28. Plusieurs des résultats rapportés par Pétry et Harmatz au niveau fédéral correspondent aux résultats présentés ici. Par exemple, Pétry et Harmatz confirment le modèle du cycle électoral et l'hypothèse de la capacité fiscale, mais infirment le modèle de l'illusion fiscale. Ils trouvent aussi une relation négative entre le revenu agrégé et les dépenses gouvernementales dégonflées.

29. S. Sutherland et B. Doern, *Bureaucracy in Canada : Control and Reform*, Toronto, University of Toronto Press, 1986.

Notices biographiques

Claude Beauregard est professeur à l'ENAP depuis 1987. Il enseigne en gestion financière et donne plus spécifiquement les cours de comptabilité du secteur public et de finances publiques. Il possède les titres de C.A. et de C.M.A. Il a obtenu, en 1991, un Ph.D. en administration de l'Université Laval. Avant de se joindre au corps professoral, M. Beauregard occupa des postes de direction en gestion financière à l'ENAP et au siège social de l'Université du Québec. Une bonne partie des activités de recherche de M. Beauregard ont pour but de développer des modèles d'analyses financières des organisations publiques, modèles qui permettent la réalisation d'analyses comparatives. Les recherches effectuées permettent également de mettre en lumière et d'expliquer des comportements systématiques d'acteurs responsables de la gestion financière. Des publications ont été réalisées sur ce sujet.

Luc Bernier est professeur à l'École nationale d'administration publique depuis 1991. Il a auparavant enseigné à l'Université Concordia après avoir terminé son doctorat en science politique à l'Université Northwestern. Il a publié en 1996 *De Paris à Washington : la politique internationale du Québec*. Il a participé à de nombreux ouvrages portant sur l'administration publique québécoise. Il est coauteur de *The Quebec Democracy* et de *L'administration publique*. Ses recherches portent sur les réformes administratives, la transformation de l'État et l'analyse des politiques publiques.

Christine Bout de l'An est étudiante en doctorat de science politique à l'Institut d'Études politiques de Grenoble en France et au département de science politique à l'Université du Québec à Montréal au Canada. Elle travaille comme assistante de recherche sur la question des politiques budgétaires liées aux idéologies politiques au Canada, au Québec, en Ontario et à Montréal. Son domaine de spécialisation porte sur la question des idéologies politiques et spécifiquement sur l'articulation des discours politiques autour de la question de la pauvreté en France et au Québec. Son laboratoire de rattachement en France est le Centre d'informatisation des données socio-politiques (Cidsp).

Jean Crête est professeur au département de science politique de l'Université Laval et membre du Groupe de recherche sur les interventions gouvernementales (GRIG). Ses recherches portent sur les comportements et les attitudes politiques, les mass media et les interventions gouvernementales dans les provinces canadiennes. Il est coauteur ou codirecteur de *Comprendre et communiquer la science, Politiques provinciales comparées, Letting the people decide, Générations et politique, Comportement électoral au Québec.*

Raymond Garneau est titulaire d'une maîtrise en sciences commerciales de l'Université Laval et d'une licence en sciences économiques de l'Université de Genève. De 1965 à 1970, il a été secrétaire exécutif et chef de cabinet du Premier ministre Jean Lesage. Élu député à l'Assemblée nationale du Québec en 1970, il a été notamment ministre de la Fonction publique, ministre des Finances, président du Conseil du trésor et ministre de l'Éducation. Il se joint au Groupe La Laurentienne en 1979, où il devient président du Conseil et chef de la direction de la Banque d'Épargne de la Cité et du District de Montréal. En 1984, il est élu député à la Chambre des communes, à Ottawa, où il agit à titre de porte-parole pour les finances. Il joint les rangs de L'Industrielle-Alliance Compagnie d'Assurance sur la Vie en 1988, où il occupe actuellement le poste de président du Conseil et chef de la direction. Officier de l'Ordre du Canada, M. Garneau siège notamment au conseil d'administration de la Banque du Canada.

James Iain Gow est professeur titulaire de science politique à l'Université de Montréal. Il est diplômé de Queen's (MA) et Laval (Ph.D.). Ses travaux portent sur l'histoire de l'administration publique québécoise, la fonction publique, les innovations administratives, les relations entre la politique et l'administration ainsi que la culture administrative.

Louis Imbeau est professeur titulaire au département de science politique de l'Université Laval et directeur du Groupe de recherche sur les interventions gouvernementales (GRIG). Il est l'auteur de *Donor Aid – The Determinants of Development Allocations to Third World Countries* (Third Stein Rokkan Award, 1989), co-auteur de *Comprendre et communiquer la science* (1994), et coéditeur de *Politiques provinciales comparées* (1994) et de *Comparing Government Activity* (1996). Ses travaux de recherche ont été publiées dans diverses revues scientifiques, dont *European Journal of Political Research, The International Journal of Conflict Management, Journal of Commonwealth and Comparative Politics, Revue québécoise de science politique, Quebec Studies*. Il poursuit des recherches sur les finances publiques dans les provinces canadiennes et sur le fédéralisme canadien.

Renaud Lachance est professeur agrégé de l'École des Hautes Études commerciales. Il possède une maîtrise en économie du London School of Economics et une maîtrise en fiscalité de l'Université de Sherbrooke. M. Lachance a publié des articles en politiques économiques de taxation dans les revues académiques et professionnelles. Gouverneur de l'Association canadienne d'études fiscales (Canadian Tax Foundation), il agit régulièrement à titre de conférencier lors des congrès spécialisés dans ce champ d'expertise. Consulté lors des commissions d'études en fiscalité, M. Lachance agit aussi comme conseiller auprès d'organismes publics et privés intéressés aux aspects économiques des politiques fiscales. Il a également offert des séminaires sur les politiques fiscales canadiennes dans des pays en voie de développement.

Guy Lachapelle, Ph.D., est professeur titulaire au département de science politique de l'Université Concordia et coordinateur des relations avec le gouvernement du Québec au bureau du vice-recteur aux affaires institutionnelles de l'Université Concordia. Il est a été président de la Société québécoise de science politique (1996-1997). Son principale champ d'étude est l'analyse des politiques publiques, y compris l'impact de l'opinion publique sur les décisions gouvernementales. Il a publié plusieurs ouvrages dont *Le contribuable : héros ou malfaiteur ?* (avec Pierre P. Tremblay – Presses de l'Université du Québec, 1996) ; *Québec-Canada – Nouveaux sentiers vers l'avenir* (avec John E. Trent et Robert Young – Presses de l'Université d'Ottawa, 1996) ; *The Quebec Democracy : Institutions, Structures, and Policy Process* (avec Gérald Bernier, Daniel Salée, Luc Bernier – New York, Toronto, McGraw-Hill/Ryerson, 1993). Il est co-auteur de : *Politiques provinciales comparées* (avec Jean Crête et Louis M. Imbeau – Presses de l'Université Laval, 1994) ; *L'impact référendaire* (avec Pierre P. Tremblay et John E. Trent – Presses de l'Université du Québec, 1995) ; *Quebec Under Free Trade : Making Public Policy in North*

America (Presses de l'Université du Québec, 1995). Il a mené une étude sur les sondages d'opinion pour la Commission Lortie sur la réforme électorale et le financement des partis politiques : *Les sondages et les médias lors des élections au Canada – Le pouls de l'opinion* (Dundurn Press, 1991).

Pierre Paquette est professeur d'économie au Collège Maisonneuve depuis 1978. Il a été président du Conseil central de Montréal de la CSN de 1985 à 1990, secrétaire général de la CSN de 1990 à 1998 et animateur de l'émission « Droit de parole » à Radio-Québec en 1998-1999.

François Pétry est professeur agrégé au département de science politique de l'Université Laval. Il a collaboré à plusieurs ouvrages collectifs dans le cadre du Comparative Manifesto Project. Ses travaux récents ont été publiés dans *European Journal of Political Research, Bulletin de méthodologie sociologique, Revue canadienne de science politique, Public Finance Quarterly, The Journal of Politics*. Ses recherches actuelles portent sur les liens entre l'opinion publique et les politiques publiques et sur l'étude comparée de la crise du sang contaminé.

Lucie Rouillard est professeure à l'École nationale d'administration publique de l'Université du Québec. Elle détient une maîtrise en finance de l'Université Laval et un doctorat en administration publique (Ph.D.) de l'Université George Washington. Ses intérêts de recherche se situent en gestion financière du secteur public, notamment la gestion budgétaire, l'analyse financière des organisations publiques et l'effet des réformes gouvernementales sur les pratiques financières des gestionnaires publics. Ses publications récentes portent sur les processus budgétaires gouvernementaux, sur la simulation budgétaire et sur le nouveau management public.

Pierre P. Tremblay est directeur du Bureau des études de l'Université du Québec à Montréal. Il était auparavant professeur et directeur des études de cycles supérieurs au département de science politique. À ce titre, il s'est spécialisé en politique budgétaire, politique fiscale et comportement des contribuables. Pour son livre publié aux Presses de l'Université du Québec et intitulé *La politique fiscale : à la recherche du compromis*, M. Tremblay a remporté, en 1996, le prix Coopers Lybrand du livre d'affaires. Pierre P. Tremblay a obtenu son Ph.D de l'Université de Montréal.

François Vaillancourt détient un Ph.D. de l'Université Queen's. Il est professeur au département de sciences économiques et chercheur régulier au Centre de recherche et développement en économique (C.R.D.E) de l'Université de Montréal et chercheur associé à l'IRPP. Il mène des recherches et a publié de nombreux textes dans les domaines de l'économie de la langue et de l'économie publique. Il a mené des recherches et a agi comme consultant pour de nombreux organismes, tels que l'Association canadienne d'études fiscales, le Conseil de la langue française, le ministère des Finances, le Conseil économique du Canada, Statistique Canada et la Banque mondiale.

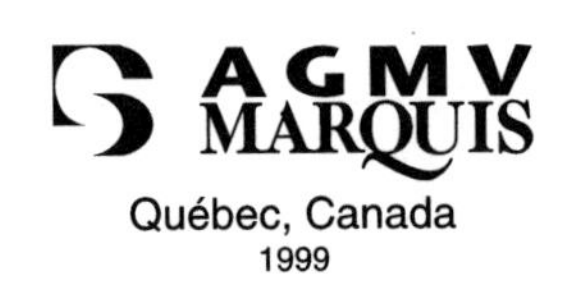

Québec, Canada
1999